Hotze
Schilddrüse
Mehr wissen – besser verstehen

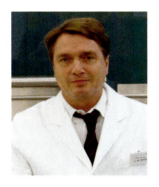

Prof. Dr. med. Dr. h. c. Lothar-Andreas Hotze (Jahrgang 1955) lebt und arbeitet in Wiesbaden; er ist verheiratet und hat einen Sohn. Seit 1996 leitet er eine von Prof. Dr. med. Peter Pfannenstiel gegründete Praxis, die auf Schilddrüsenerkrankungen spezialisiert ist. Er hat bereits mehrere Patientenratgeber im TRIAS Verlag veröffentlicht, ist Autor dreier Sachbücher über Schilddrüsenkrankheiten für Ärzte und Herausgeber zahlreicher Verhandlungsbände von Kongressberichten über Schilddrüsenerkrankungen (Wiesbadener Schilddrüsengespräche, ab 1996).

Seit 1997 ist er Mitherausgeber eines Schilddrüsen Online-Dienstes (www.infoline-schilddruese.de). In 2002 hat er ein jährlich stattfindendes Arzt-Patienten-Seminar initiiert. (Die Inhalte finden Sie unter www.schilddruesenforum.de.) Außerdem sind auf der Praxishomepage www.schilddruesenpraxis.de zahlreiche Informationen zum Thema Schilddrüsenerkrankungen online abrufbar.

Anschrift des Autors:
Schilddrüsenpraxis
Prof. Dr. med. Dr. h. c. L.-A. Hotze
gegründet von:
Prof. Dr. med. P. Pfannenstiel
Peter-Sander-Straße 15
55252 Wiesbaden/Mainz-Kastel

Widmung

Mein besonderer Dank gilt meinem ehemaligen und langjährigen Praxispartner Peter Pfannenstiel, dem Begründer dieser Patientenratgeberreihe, der als Autor aus diesem Projekt ausgeschieden ist. Ich kann mich noch gut erinnern, als er mir 1994 ein »druckfrisches« Exemplar des »Großen Trias Ratgebers« überreichte. Es war damals in Deutschland der erste Patientenratgeber »Schilddrüse«, und er hat allen Grund stolz darauf zu sein. Vielen kranken Menschen war sein Wirken und seine »Pionierleistung« in Sachen Schilddrüse eine große Hilfe.
In Dankbarkeit widme ich ihm dieses Buch.

Danksagung

Ich danke meiner Praxismitarbeiterin, Frau Petra Schoofs, für die engagierte Mithilfe bei der Erstellung des Manuskripts und die kritische und eigenständige Änderung sprachlicher Unschärfen, sodass durch ihre Mithilfe der Text für den Nicht-Mediziner verständlicher ist.

Prof. Dr. med. Lothar-Andreas Hotze

Schilddrüse
Mehr wissen – besser verstehen

■ Der Weg zur sicheren Diagnose und den besten Therapien

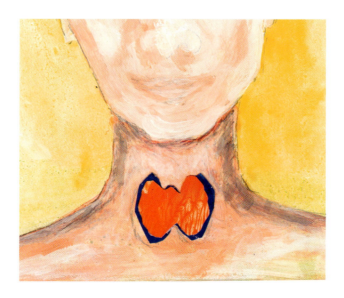

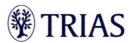

Inhalt

Symptome

Vorwort 8

Krankheitszeichen der Schilddrüse 11
- Wie die Schilddrüse arbeitet 12
  - Lage der Schilddrüse 12
  - Nachbarn der Schilddrüse 14
  - So ist die Schilddrüse aufgebaut 15
  - Die Funktion der Schilddrüse 17
  - Wie werden die Schilddrüsenhormone gebildet und verbreitet? 18
  - Die Wirkung der Schilddrüsenhormone 22
  - Wie wird die Schilddrüsenfunktion gesteuert? 25
- Krankheitszeichen beim Kropf 28
  - Jodmangelkropf (Struma) 29
  - Selbst-Check: Schilddrüsenvergrößerung 33
- Schilddrüsenüberfunktion 34
  - Wie kommt es zu einer Überfunktion? 34
  - Selbst-Check Überfunktion 35
  - Schilddrüsenautonomie 36
  - Morbus Basedow 37
  - Endokrine Orbitopathie 41
  - Selbst-Check endokrine Orbitopathie 43
- Schilddrüsenunterfunktion 44
  - Woran erkennt man eine Unterfunktion? 44
  - Selbst-Check Unterfunktion 47
- Schilddrüsenentzündung – Thyreoiditis 48
  - Akute Thyreoiditis 48
  - Thyreoiditis de Quervain 49
  - Hashimoto-Thyreoiditis 49
  - Silent-Thyreoiditis 52
- Schilddrüsentumoren 54
  - Wie entsteht ein bösartiger Tumor? 55

Diagnose

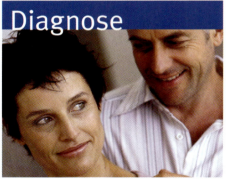

Krankheiten der Schilddrüse erkennen 57
- Arztgespräch und körperliche Untersuchungen 58
  - Sind äußerliche Symptome erkennbar? 59
  - Krankheitszeichen ertasten 60
  - Abhören mit dem Stethoskop 61

Inhalt

- Weitergehende Diagnostik 63
  - Äußerst sensitiv: der TSH-Wert 63
  - Messung der Schilddrüsenhormone 65
  - Bestimmung von Autoantikörpern im Blut 66
  - Schilddrüsentumormarker 67
  - Wann ist ein Gentest sinnvoll? 67
  - Ultraschalluntersuchung (Sonographie) 68
  - Szintigraphie: Untersuchung mit Radioaktivität 72
  - Feinnadelpunktion 79
  - Seltene Untersuchungen 81

Ursachen

Warum erkrankt die Schilddrüse? 85
- Die Auslöser der unterschiedlichen Krankheiten 86
  - Schilddrüsenvergrößerung (Struma, Kropf) 86
  - Was löst eine Schilddrüsenautonomie aus? 86
  - Wie entstehen Autoimmunerkrankungen? 87
  - Morbus Basedow 90

  - Autoimmunhypothyreose (Hashimoto-Thyreoiditis) 91
  - Schilddrüsenentzündung (Thyreoiditis) 92
  - Unterfunktion infolge ärztlicher Maßnahmen 92
  - Angeborene Unterfunktion 93
  - Wie kann es zu Schilddrüsenkrebs kommen? 94
  - Wie entstehen Schilddrüsenzysten? 95
  - Überfunktion durch Überdosierung 95
  - Durch Jod ausgelöste Überfunktion 95
  - Entzündungsreaktion im Hals nach Radiojodtherapie 96
  - Pioniere der Schilddrüsenforschung 97

Therapie

Wie der Arzt behandelt 99
- Überfunktion (Hyperthyreose) 100
  - Thyreostatische Behandlung 100
  - Radiojodtherapie 105
  - Behandlung mit Jod 108
  - Behandlung eines Kropfes 109

Inhalt

- Unterfunktion — 113
  - Alleinige Levothyroxintherapie — 113
  - Kombination aus Levothyroxin und Trijodthyronin — 114
  - Natürliche Schilddrüsenhormone — 114
- Operation der Schilddrüse — 116
  - Minimalinvasive Operationstechnik — 116
  - Risiken einer Operation — 117
  - Wann sollte bei Morbus Basedow operiert werden? — 118
  - Struma mit Knotenbildung — 118
  - Struma ohne Knoten — 119
  - Bösartige Tumoren (Karzinome) — 120

Erkrankungen

Spezifische Diagnose und Therapie — 123

- Struma mit oder ohne Knoten — 124
  - Diagnose einer Struma — 124
  - Therapie einer Struma — 125
  - Diagnose und Therapie bei Knoten — 126
  - Diagnose und Therapie von Zysten — 127
- Schilddrüsenautonomie — 129
  - Diagnose und Therapie einer Schilddrüsenautonomie — 132
- Morbus Basedow — 132
  - Diagnose des Morbus Basedow — 132
  - Therapie des Morbus Basedow — 134
  - Was sind Autoimmunerkrankungen? — 139
- Endokrine Orbitopathie — 140
  - Diagnose der endokrinen Orbitopathie — 140
  - Therapie der endokrinen Orbitopathie — 141
- Überfunktion durch Jod — 144
  - Medikamente, die Amiodaron enthalten — 144
  - Vorbeugung mit Perchlorat und/oder Thiamazol — 145
  - Therapie bei Überfunktion durch eine zu hohe Jodaufnahme — 147
  - Thyreotoxische Krise — 147
- Schilddrüsenunterfunktion — 149
  - Diagnose — 149
  - Therapie — 150
  - Ab welchem TSH-Wert soll behandelt werden? — 151
- Thyreoiditis — 153
  - Diagnose und Therapie der akuten Thyreoiditis — 153
  - Diagnose und Therapie der subakuten Thyreoiditis — 154

Inhalt

- Diagnose und Therapie der Hashimoto-Thyreoiditis 155
- Silent-Thyreoiditis 157
- Bösartige Tumoren 159
  - Behandlung von Schilddrüsenkrebs 160
  - Regelmäßig zur Nachsorge 162

Selbsthilfe

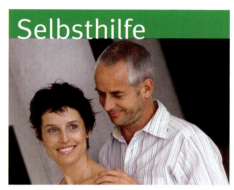

Leben mit Schilddrüsenerkrankungen 165
- So viel Jod brauchen Sie 166
  - Ist Ihre Jodaufnahme normal? 167
  - Jodzusatz in Nahrungsmitteln und Tierfutter 168
  - Mehr Jod in Schwangerschaft und Stillzeit 169
  - Was passiert bei zu viel Jod? 170
- Was Frauen wissen sollten 172
  - Unerfüllter Kinderwunsch 172
  - Hormonelle Veränderungen in der Schwangerschaft 173
  - Überfunktion während der Schwangerschaft 174
  - Kropf in der Schwangerschaft 174
  - Schilddrüsenkrank nach der Geburt 175
  - Hormonveränderungen in den Wechseljahren 176
- Schilddrüsenerkrankungen bei Kindern 178
  - Angeborene Unterfunktion bei Babys 178
  - Schilddrüsenunterfunktion bei Kindern 179
- Schilddrüsenerkrankungen im Alter 181
  - Anzeichen einer Unterfunktion 182
  - Symptome einer Überfunktion 183
- Hilfreiche Alltagstipps 184

Service

- Internetseiten und Buchtipps 186
- Glossar 187
- Stichwortverzeichnis 195
- Impressum 200

Vorwort

Vorwort

Die Schilddrüse ist zwar nur klein und unscheinbar, beeinflusst aber trotzdem alle Organe und Zellen unseres Körpers. Sie reguliert den Stoffwechsel und ist damit entscheidend für Gesundheit und Wohlbefinden. Sehr viele Menschen leiden unter Schilddrüsenkrankheiten, oft ohne die Ursache für ihre Beschwerden zu kennen, nämlich dass das schmetterlingsförmige Organ im Hals aus dem Takt geraten ist.

Ohne Diagnose ist natürlich auch keine Therapie möglich, was umso bedauerlicher ist, da nahezu 100% der Schilddrüsenerkrankungen durch eine Behandlung geheilt oder zumindest erheblich gebessert werden können.

Deshalb möchte dieser Ratgeber Sie umfassend informieren:
- Im Kapitel »Symptome« erfahren Sie zunächst, wie die Schilddrüse überhaupt arbeitet: Wie ist sie aufgebaut und wie funktioniert sie? Welche Aufgaben erfüllt sie in unserem Körper? Mit diesen Grundlagen lässt sich viel leichter verstehen, wie und warum die Schilddrüse aus dem Gleichgewicht geraten kann und welche Erkrankungen die Folge sein können. Sie lernen die Symptome der unterschiedlichen Schilddrüsenkrankheiten kennen und können im Selbst-Check testen, welche Erkrankung bei Ihnen persönlich vorliegen könnte.
- Das Kapitel »Diagnose« erklärt, welche Untersuchungsmethoden dem Arzt zur Verfügung stehen, wie sie funktionieren und wann sie zum Einsatz kommen. So sind Sie einerseits gut auf den Arztbesuch und die möglichen Untersuchungen vorbereitet und können andererseits danach noch einmal alles in Ruhe zuhause nachlesen.
- Den verschiedenen Erkrankungen liegen ganz unterschiedliche Ursachen zugrunde. Welche das sind, steht im dritten

Kapitel. Lesen Sie nach, welche Faktoren bei Ihnen persönlich eine Rolle gespielt haben könnten.
- Das »Therapie-Kapitel« beschreibt die verschiedenen Behandlungsoptionen. Nach der Lektüre dieses Kapitels können Sie die unterschiedlichen Therapiemöglichkeiten besser verstehen und einschätzen.
- Wenn der Arzt bereits eine bestimmte Diagnose bei Ihnen gestellt hat oder wenn Sie eine bestimmte Vermutung haben, finden Sie im fünften Kapitel noch einmal eine gesonderte Beschreibung jeder einzelnen Krankheit. Dort lesen Sie, wie die spezifische Erkrankung festgestellt wird, wie sie behandelt werden sollte und welche Maßnahmen Ihnen helfen, falls Sie selbst betroffen sind.
- Im »Selbsthilfe-Kapitel« lesen Sie u.a., welche Spurenelemente (Selen, Jod) für die Schilddrüsenfunktion wichtig sind, wie Sie auch in speziellen Lebenslagen – wie z.B. Schwangerschaft oder Wechseljahren – gesund bleiben bzw. Ihre Schilddrüsenerkrankung im Griff behalten.

Dieses Buch eignet sich sowohl für Patienten, die sich aufgrund einer Schilddrüsenerkrankung bereits in ärztlicher Behandlung befinden, als auch für alle Menschen, die bisher nur die vage Vermutung haben, dass mit Ihrer Schilddrüse etwas nicht in Ordnung sein könnte.

Ich hoffe, dass das Buch allen Lesern eine Hilfe sein wird.

Mainz-Kastel, Januar 2008
Lothar-Andreas Hotze

Symptome

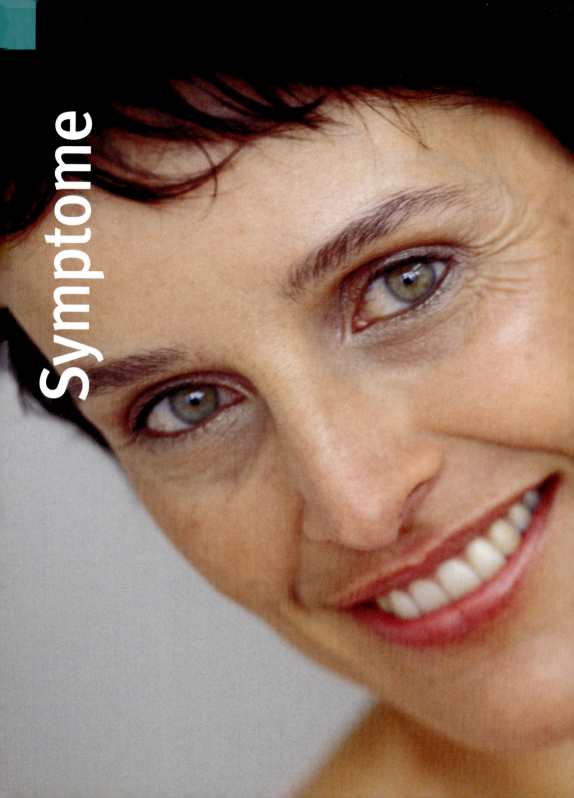

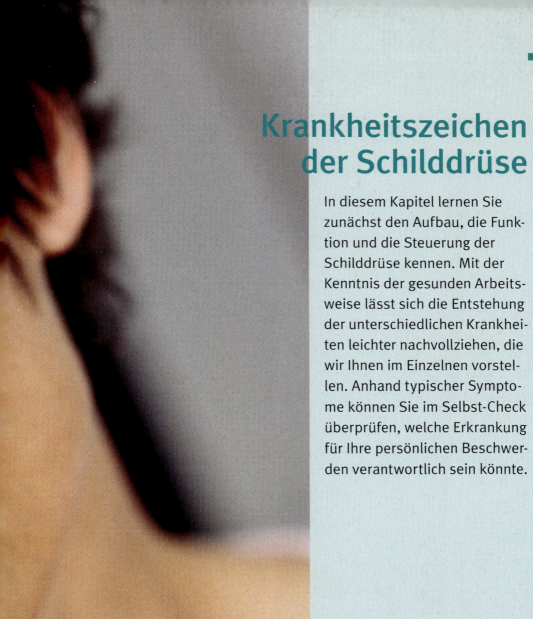

Krankheitszeichen der Schilddrüse

In diesem Kapitel lernen Sie zunächst den Aufbau, die Funktion und die Steuerung der Schilddrüse kennen. Mit der Kenntnis der gesunden Arbeitsweise lässt sich die Entstehung der unterschiedlichen Krankheiten leichter nachvollziehen, die wir Ihnen im Einzelnen vorstellen. Anhand typischer Symptome können Sie im Selbst-Check überprüfen, welche Erkrankung für Ihre persönlichen Beschwerden verantwortlich sein könnte.

Symptome

Wie die Schilddrüse arbeitet

Die Schilddrüse (Glandula thyreoidea) ist eine unserer wichtigsten hormonproduzierenden Drüsen überhaupt.

Die Schilddrüsenhormone übernehmen viele wichtige Funktionen in unserem Körper – erstaunlich daher, dass man so wenig über dieses Organ weiß. Oder wussten Sie, dass Kinder mit zu wenig Schilddrüsenhormon nur sehr langsam wachsen oder sogar klein bleiben und auch die Gehirnentwicklung nicht normal abläuft – oder, dass Sie mit zu wenig Schilddrüsenhormonen schnell frieren, depressiv werden und zu Haarausfall neigen?

Lage der Schilddrüse

Die Schilddrüse liegt unterhalb des Schildknorpels, einem Teil des Kehlkopfes. Daher stammt auch der Name »Schild«drüse.

▶ Lage der Schilddrüse und der sie umgebenden Organe. Die Schilddrüse besteht aus einem linken und einem rechten Lappen und einem Mittelteil. In enger Nachbarschaft befinden sich die Luftröhre, die Speiseröhre, der Stimmbandnerv sowie die Halsschlagader (jeweils seitlich vom rechten und linken Schilddrüsenlappen).

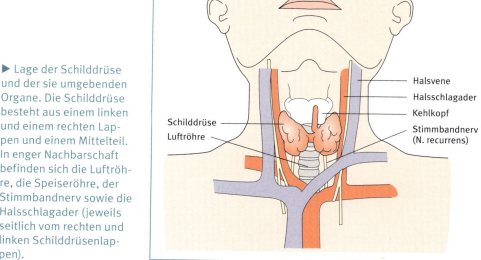

Sie besteht aus zwei Lappen, die jeweils rechts und links vom Kehlkopf liegen und einem Mittelteil. Der Mittelteil liegt unter dem Schildknorpel der Luftröhre auf (siehe Abb.). Die beiden Seitenlappen ziehen von der Vorderseite des Halses nach hinten und umschließen so fast die gesamte Luftröhre.

Da sich die Luftröhre beim Schlucken hin und her bewegt, macht die Schilddrüse diese Bewegung mit. Ist sie vergrößert, kann der erfahrene Arzt während des Schluckens eine Verdickung unterhalb des Kehlkopfes erkennen, die synchron mit den Schluckbewegungen ihre Lage ändert.

Klein aber wichtig

Unsere Schilddrüse ist zwar eine der wichtigsten Drüsen überhaupt – aber trotzdem ein richtiges Leichtgewicht. Bei der Geburt wiegt die Schilddrüse 2 g, bei Sechsjährigen immerhin schon 4 g und bei 13-Jährigen bereits ungefähr 8 g. Bei erwachsenen Frauen liegt das Gewicht bei 15–18 g, bei Männern bei 20–25 g. Jugendlichen und jungen Erwachsenen, die dem bis Mitte der 1990er-Jahre bestehenden Jodmangel nur noch teilweise oder gar nicht mehr ausgesetzt waren, zeigen jedoch eine Tendenz zu deutlich kleineren Volumina. Die hier aufgeführten Zahlen stammen jedoch noch aus Untersuchungen aus der Zeit des Jodmangels, weil es bisher leider noch keine neueren Erhebungen gibt.

Wanderung während der Embryonalentwicklung

Die Schilddrüse liegt nicht von Anfang an unterhalb des Kehlkopfes. Ursprünglich – also beim Embryo – befinden sich die Schilddrüsenzellen am Zungengrund (dort also, wo unsere Zunge entspringt). Sehr früh während der Entwicklung des menschlichen Embryos, nämlich bereits in der siebten Schwangerschaftswoche, beginnen die Schilddrüsenzellen ihre Wanderung vom Zungengrund zu ihrem Zielort.

Die Schilddrüse wandert während der Embryonalzeit von ihrem Ursprungsort – dem Zungengrund – in den Bereich des Kehlkopfes.

Symptome

Manchmal klappt diese Wanderung nicht und die Schilddrüse bleibt am Zungengrund oder auf der Strecke dazwischen in ihrer Wanderungsbewegung stehen. Dies führt bei Neugeborenen immer zu einer mehr oder weniger stark ausgeprägten Unterfunktion. Jedoch wird seit Anfang der 1980er-Jahre bei jedem Neugeborenen routinemäßig eine sogenannte Screening-Untersuchung durchgeführt, durch die die angeborene Unterfunktion erkannt und behandelt werden kann.

Nachbarn der Schilddrüse

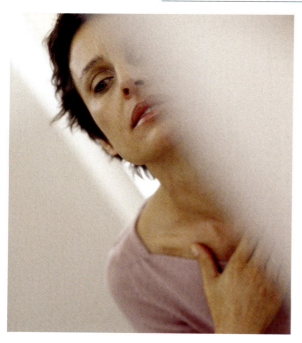

▲ Unsere Stimme wird durch den Stimmbandnerv – den Nervus recurrens – gesteuert. Er liegt direkt hinter jedem Schilddrüsenlappen.

In enger Nachbarschaft zur Schilddrüse verläuft unser Stimmbandnerv, der die Stimmbänder bewegt und innerviert (siehe Abb. S. 12). Es ist der zehnte Hirnnerv, der wegen seines ganz besonderen Verlaufs auch Nervus recurrens (zurückkehrender Nerv) genannt wird. Er zieht vom Gehirn – zusammen mit den großen Blutgefäßen – körperabwärts, an Kehlkopf und Schilddrüse vorbei, schlingt sich dann im oberen Brustkorb um ein Blutgefäß herum und zieht wieder nach oben. Sein endgültiges Ziel, den Kehlkopf, erreicht er also erst nachdem er an der Schilddrüse vorbeigezogen ist.

Früher kam es bei operativen Eingriffen häufig zu einer gefürchteten Komplikation: der Verletzung des Stimmbandnervs, was oft zu einer lang anhaltenden und bei vielen Patienten auch zu einer lebenslangen Heiserkeit führte. Heute ist diese Komplikation glücklicherweise äußerst selten geworden – durch den Einsatz moderner Technik (sogenanntes Neuromonitoring). Bei diesem Verfahren wird eine Sonde eingesetzt, die, wenn sie auf Nervengewebe trifft, dieses durch ein entsprechendes Signal auf einem Monitor sichtbar macht.

Nebenschilddrüsen

Eine weitere für unseren Körper äußerst wichtige Hormonproduktionsstätte ist in die Schilddrüse integriert: die etwa pfefferkorngroßen Nebenschilddrüsen (auch Epithelkörperchen). Sie sitzen auf den beiden Lappen, jeweils am oberen und unteren Pol, vier an der Zahl. Die Nebenschilddrüsen produzieren das Parathormon, einen wichtigen Regulator unseres Kalziumhaushaltes. Es verbessert die Resorption des Kalziums aus der Nahrung und setzt auch aus verschiedenen Organen und Geweben Kalzium frei.

Die Nebenschilddrüsen produzieren das Hormon, welches unseren Kalziumhaushalt reguliert.

Für die Nebenschilddrüsen besteht bei einer Operation dann Gefahr, wenn die Schilddrüse vollständig entfernt werden muss (z. B. wegen Schilddrüsenkrebs). Bei solchen Patienten kommt es nicht selten zu einer lebenslangen Unterversorgung mit Kalzium, da es durch das fehlende Parathormon nicht mehr ausreichend resorbiert wird. In solchen Fällen müssen die Patienten lebenslang Kalziumpräparate zu sich nehmen sowie auch ein Vitamin-D-Präparat.

So ist die Schilddrüse aufgebaut

Die Schilddrüse ist eine unserer hormonproduzierenden Drüsen. Die Produktionsstätte für die Hormone sind die Schilddrüsenzellen, die Thyreozyten. Sie sind so angeordnet, dass immer mehrere Schilddrüsenzellen einen Hohlraum (Follikel) umschließen (siehe Abb. S. 16). Dieser Hohlraum ist sozusagen das Lager für die Schilddrüsenhormone. Es ist angefüllt mit Kolloid, einer Substanz, die aus Kohlenhydraten, Fett und vor allem dem Eiweißstoff Thyreoglobulin besteht. Die

Symptome

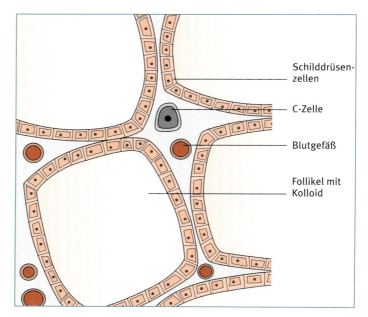

▶ Die Schilddrüsenfollikel sind die Speicherstätten der Schilddrüsenhormone. Sie sind umgeben von den Schilddrüsenzellen (Thyreozyten).

Schilddrüsenhormone sind an das Thyreoglobulin angelagert und können bei Bedarf jederzeit freigesetzt und in die Blutbahn abgegeben werden.

Die Größe verändert sich

Abhängig vom Funktionszustand der Schilddrüse ändert sich
- die Größe der Schilddrüsenzellen,
- die Menge an Thyreoglobulin sowie
- die Größe der Follikel.

Bei einer normal funktionierenden Schilddrüse sind die Follikel groß und gut mit Kolloid gefüllt. Von einer Schilddrüsenüberfunktion spricht man, wenn sich zu viele Schilddrüsenhormone im Blut befinden. Dies kann dadurch zustande kommen, dass einerseits mehr Hormon gebildet wird und andererseits auch die Ausschüttung an Hormonen aus den Thyreozyten und Follikeln erhöht ist. Folglich sind die Follikel in diesem Fall oft stark geleert und kleiner. Die Schilddrüse ist bei Überfunktion also nicht unbedingt vergrößert.

> **INFO**
>
> ### Die Rolle der C-Zellen
>
> Die Schilddrüse beheimatet noch eine weitere Hormonfabrik: die sogenannten C-Zellen. Die C-Zellen bestehen aus einem Haufen von Drüsenzellen, die verstreut in der Schilddrüse liegen. C-Zellen produzieren ein Hormon namens Calcitonin. Dieses beeinflusst den Kalziumspiegel und ist ein Gegenspieler des Parathormons. Calcitonin führt zu einer Senkung des Kalziumspiegels, indem es zum Beispiel dafür sorgt, dass vermehrt Kalzium über die Niere ausgeschieden oder in den Knochen eingebaut wird.

Die Funktion der Schilddrüse

So unscheinbar und klein die Schilddrüse auch ist, so essenziell und lebenswichtig für unseren Körper sind die Hormone, die sie produziert.

Schilddrüsenhormone werden ständig produziert und in den Follikeln zwischengelagert. Der Vorrat würde bei normalem Bedarf etwa für sechs bis acht Wochen ausreichen.

Freisetzung der Schilddrüsenhormone

Die Schilddrüsenhormone werden von den Schilddrüsenzellen gebildet und meist vorübergehend in die Follikel abgegeben, wo sie an das Speichereiweiß Thyreoglobulin gebunden werden. Kommt der Befehl, dass vermehrt Schilddrüsenhormone im Blut gebraucht werden,
- wird das Speichereiweiß mit den Schilddrüsenhormonen wieder in die Schilddrüsenzellen aufgenommen,
- wo die Schilddrüsenhormone abgespalten und
- direkt in die Blutgefäße abgegeben werden.

(Blutgefäße sind in der Schilddrüse sehr zahlreich vorhanden.)

(Fortsetzung S. 21)

Symptome

WISSEN

Wie werden die Schilddrüsenhormone gebildet und verbreitet?

Die Schilddrüsenhormone bestehen aus Eiweißbausteinen, den Aminosäuren. In diesem Fall ist es die Aminosäure Tyrosin, ein Baustein des im Schilddrüsenfollikel befindlichen Thyreoglobulins. An dieses Tyrosin wird mit der tatkräftigen Unterstützung des Enzyms Schilddrüsenperoxidase (auch TPO, für Thyroid-Peroxidase) Jod angelagert, das vorher von den Schilddrüsenzellen aus dem Blut aufgenommen wurde.

- Ein Tyrosin kann sich mit einem oder zwei Jodatomen verbinden und bildet so Monojodtyrosin bzw. Dijodtyrosin.
- Das Dijodtyrosin (also die Form mit zwei Jodatomen) verbindet sich wiederum sehr leicht mit Mono- oder Dijodtyrosin. Aus zwei Molekülen Dijodtyrosin wird so Tetrajodthyronin (T_4) und aus einem Monojodtyrosin und einem Dijodtyrosin wird Trijodthyronin (T_3).

Die Produktion läuft sehr zugunsten des T_4: Es entsteht immerhin zu 90 Prozent. Dem T_3 bleibt somit ein Anteil von 10 Prozent. In Zahlen ausgedrückt: Pro Tag bildet die Schilddrüse etwa 90–100 µg T_4 und 10 µg T_3.

Transporter der Hormone im Blut

Die beiden Schilddrüsenhormone werden dann bei Bedarf von ihrem Bildungsort ins Blut abgegeben. Das beginnt mit der Aufnahme von Schilddrüsenkolloid in die Schilddrüsenzellen. Jetzt werden die Hormone von der Speichersubstanz Thyreoglobulin abgespalten und ins Blut entlassen. Dort beträgt das Verhältnis von T_3 zu T_4 1:40 – es ist also 40-mal mehr T_4 im Blut als T_3.

Die Schilddrüsenhormone schwimmen nicht frei im Blut umher, sondern sind an Transporteiweiße gebunden.

Der größte Teil der Schilddrüsenhormone, nämlich über 99 Prozent, ist im Blut an verschiedene Transporteiweiße gebunden. Das sind:

- **T**hyroxin-**b**indendes-**G**lobulin (TBG), an das die meisten Schilddrüsenhormone angelagert sind,
- **T**rans**thyr**etin (TTR) und
- Albumin.

Da der Großteil der Schilddrüsenhormone an Bluteiweiße gebunden ist, schwankt die Hormonkonzentration im Blut auch mit der Konzentration dieser Transporteiweiße.
- Das TBG ist beispielsweise in der Schwangerschaft, bei Einnahme der Anti-Baby-Pille oder von Wechseljahrspräparaten sowie bei verschiedenen Lebererkrankungen erhöht.
- Ein niedriger TBG-Spiegel kann durch verschiedene Medikamente, zehrende Krankheiten und Nierenerkrankungen ausgelöst werden.

Nur freies T_3 oder T_4 gelangt in die Körperzellen

Etwa 0,3 Prozent der Schilddrüsenhormone sind frei im Blut. Dieser Anteil heißt deswegen auch freies T_3 (kurz fT_3) und freies T_4 (kurz fT_4). Nur diese freien Formen werden in die Körperzellen aufgenommen. Entnehmen Körperzellen freies T_3 aus dem Blut, wird sofort gebundenes Hormon von den Transporteiweißen freigesetzt. Das Verhältnis von 99 Teilen gebundener Schilddrüsenhormone zu einem Teil ungebundener Hormone bleibt immer in etwa gleich.

Der Vorteil der Bindung von Schilddrüsenhormonen an Transporteiweiße: sie können nicht so schnell ausgeschieden werden, bleiben also länger im Blut verfügbar!

T_4 wird in den Zellen in T_3 umgewandelt

Die Schilddrüse bildet zwar zwei Hormone, aber nur das T_3 ist eigentlich an und in den Zellen wirksam. In Zahlen: T_3 ist etwa 4-mal wirksamer als das T_4. Trotzdem können die Zellen auch T_4 verwenden: Sie wandeln es durch Abspal-

Symptome

tung eines Jodatoms in das wirksame T_3 um. So entstammen auch nur etwa 10 Prozent des im Blut befindlichen T_3 direkt aus der Schilddrüse. Der Rest – nämlich 90 Prozent – werden von den Zellen der Organe und allen Körperzellen, die das Hormon benötigen, aus T_4 gebildet und aufgenommen.

Das Schlüssel-Schloss-Prinzip

Wie bei allen anderen Hormonen auch, brauchen die Zellen einen speziellen T_3-Rezeptor, damit das Schilddrüsenhormon wirken kann. Das kann man sich vorstellen wie ein Schlüssel-Schloss-System. Hierbei ist das T_3 der Schlüssel, der nur in ein einziges Schloss passt: den T_3-Rezeptor. Diese T_3-Rezeptoren befinden sich in der Zelle, am Zellkern. Hat ein T_3 an den Rezeptor angedockt, dann läuft eine ganze Kaskade an Stoffwechselvorgängen ab, die schließlich zu der spezifischen Wirkung der Schilddrüsenhormone in den unterschiedlichsten Organen und Gewebsarten führen.

Die beiden Schilddrüsenhormone T_3 und T_4

Die Schilddrüse produziert zwei verschiedene Hormone, das Trijodthyronin (kurz T_3) und das Tetrajodthyronin (kurz Thyroxin und noch kürzer T_4). Beide Hormone enthalten als wesentlichen Baustein Jod. Trijodthyronin ist dabei mit drei Jodatomen bestückt, Tetrajodthyronin mit vier.

Das Jod für die Hormonproduktion entstammt der Nahrung, die wir zu uns nehmen (Jod wird über den Darm aufgenommen und ins Blut resorbiert, mit dem es bis in die Schilddrüse gelangt). Für eine ausreichende Hormonproduktion benötigt die Schilddrüse etwa 150–250 µg (µg bedeutet millionstel Gramm) Jod pro Tag – auf das ganze Leben gerechnet sind das lediglich 4–5 g! Zu viel aufgenommenes Jod wird zum allergrößten Teil über die Nieren ausgeschieden.

> **INFO**
>
> **Jod – nicht zu viel und nicht zu wenig**
>
> Der gesamte Jodstoffwechsel unseres Körpers unterliegt einem strengen Regulationsmechanismus. Die Jodkonzentration im Blut wird immer annähernd gleich gehalten (durch Ausscheidung über die Nieren). Übersteigt die Jodmenge im Blut einen bestimmten Wert, wird der Einbau von Jod in Schilddrüsenhormone und auch deren Freisetzung ins Blut gestoppt.

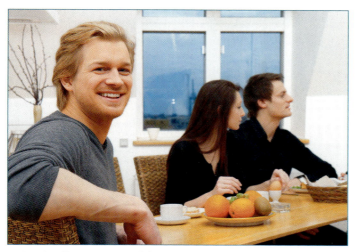

▲ Das für die Hormonproduktion benötigte Jod nehmen wir mit der Nahrung auf.

Symptome

Die Wirkung der Schilddrüsenhormone

Alle unsere Zellen haben einen gewissen »Grundumsatz«, der zur Aufrechterhaltung der normalen Zellfunktion notwendig ist. Das heißt, die Zellen produzieren Energie, die sie wiederum für andere Aufgaben benötigen. Die Zellen innerer Drüsen haben die »Aufgabe«, Hormone zu produzieren, die Herzmuskelzellen müssen sich für den Herzschlag rhythmisch zusammenziehen, und die Nieren scheiden giftige Stoffe aus. Jede Zelle, jedes Organ hat seine eigene Funktion und diese wird durch den Grundumsatz gewährleistet. Wird der Grundumsatz erhöht, dann steigert sich auch die Produktivität der einzelnen Zellen, wird er erniedrigt, dann geht alles etwas langsamer.

Die Schilddrüsenhormone steuern unseren Grundumsatz.

Und genau hier setzt die Wirkung der Schilddrüsenhormone an: Sie steuern den Grundumsatz. Mehr Schilddrüsenhormone bedeuten dabei einen gesteigerten Grundumsatz, weniger Schilddrüsenhormone dämpfen den Grundumsatz. Mit dem Grundumsatz geht auch der Energieverbrauch der Zellen einher. Je höher der Grundumsatz, desto höher ist auch der Energie- und Sauerstoffverbrauch der Zellen (desto mehr Kalorien brauchen sie, was dann durch eine erhöhte Nahrungsaufnahme gedeckt werden muss – so kommt es, dass Patienten mit einer starken Schilddrüsenüberfunktion häufiger an Gewicht verlieren). Außerdem hat das Schilddrüsenhormon während der Entwicklung vom Fetus bis zum Übergang der Pubertät/Erwachsenenalter einen direkten positiven Einfluss auf das Wachstum und die Entwicklung der Knochen und des Gehirns.

Wirkung auf alle Organe

Alle Zellen des Körpers und alle Organe werden direkt durch die Schilddrüsenhormone beeinflusst (siehe Abb.). Sowohl unsere Herzfunktion als auch die Muskel- und Nervenfunktionen, das Gehirn und die Knochen bis hin zu Haut und Haaren stehen direkt unter dem stimulierenden Einfluss der Schilddrüse.

Wie die Schilddrüse arbeitet

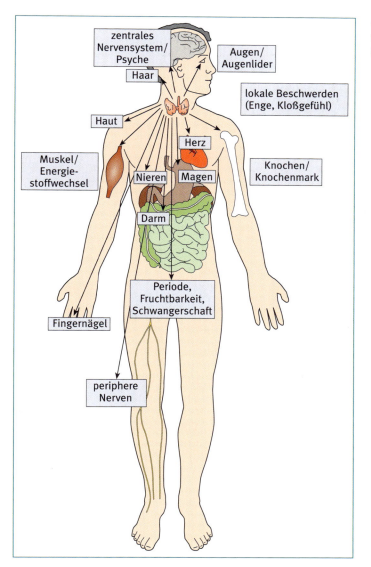

◄ Schilddrüsenhormone wirken auf alle Körperzellen und auf alle Organe.

Am Beispiel Herz: Bei einer Überfunktion leiden die Betroffenen unter einem zu schnellen Herzschlag bis hin zu Herzrasen und auch Rhythmusstörungen, bei einer Unterfunktion

Symptome

schlägt das Herz langsamer. Ein weiteres Beispiel sind unsere Reflexe. Bei Unterfunktion sind sie verlangsamt, bei Überfunktion zu schnell. Die Schilddrüsenhormone beeinflussen nämlich die sogenannte neuromuskuläre Übertragung, d.h. die Geschwindigkeit der Übertragung der Signale vom Nerv auf den Muskel.

> **INFO**
>
> ## Wirkung der Schilddrüsenhormone auf einen Blick
>
> ### Kohlenhydratstoffwechsel
> Schilddrüsenhormone beeinflussen den Kohlenhydratstoffwechsel: Kohlenhydrate (wie etwa Glucose) sind die zentralen Energielieferanten für unsere Körperzellen. Unsere Schilddrüsenhormone führen zu einer gesteigerten Kohlenhydrataufnahme aus dem Darm und zu einer stärkeren Nutzung des Energieträgers Glucose.
>
> ### Fettstoffwechsel
> Schilddrüsenhormone wirken auf unsere Körperfette: Auch Fette dienen als Energielieferanten (gespeicherte Energie) und als Ausgangssubstanzen für viele andere Körperbausteine (z.B. für Hormone) – wichtig also für die Steigerung des Grundumsatzes. Schilddrüsenhormone mobilisieren das Fett aus unseren Fettdepots: Es wird abgebaut und ins Blut abgegeben. Außerdem werden weitere Fette hergestellt. Da auch Cholesterin zu diesen Körperfetten zählt, lässt sich die Schilddrüsenfunktion auch an unseren Cholesterinwerten ablesen: eine Schilddrüsenüberfunktion führt zu niedrigen, eine Unterfunktion zu hohen Cholesterinwerten.
>
> ### Regulation der Knochen- und Muskelmasse
> Schilddrüsenhormone wirken positiv auf den Aufbau von Knochen- und Muskelmasse. Hiermit lässt sich auch ihre Bedeutung für das menschliche Wachstum erklären: Liegt eine Unterfunktion vor, kommt es zu Minderwuchs. Bei Überfunktion kommt es zu einem zu schnellen Wachstum mit einer vorzeitigen Beendigung der Knochenentwicklung. Eine Überfunktion bei Erwachsenen kann zu einem Abbau der Knochenmasse und so zu einer erhöhten Anfälligkeit des Knochens für Brüche führen (Osteoporose).
>
> ### Regulation der Nervenfunktion
> Schilddrüsenhormone beeinflussen unsere Nervenfunktion. Sie sind für die Reifung des Gehirns und der Nerven im Kindesalter unbedingt erforderlich. Bei Schilddrüsenunterfunktion kann es deshalb in frühen Jahren zum Zurückbleiben der geistigen Entwicklung kommen. Im Erwachsenenalter führt ein Mangel an Schilddrüsenhormonen zu einer verlangsamten und gehemmten Nervenfunktion.

Wie wird die Schilddrüsenfunktion gesteuert?

Die Schilddrüse unterliegt einer übergeordneten Steuerung durch unser Gehirn. Dabei wird die Hormonmenge immer den jeweiligen Bedingungen angepasst. Würde die Steuerung der Schilddrüsenfunktion ausfallen, dann könnte die Schilddrüse nur noch etwa 60 Prozent des normalen Bedarfs an T_3 und T_4 produzieren.

Regulation von oben

Die Regulationssysteme in unserem Körper sind hierarchisch funktionierende Organisationsstrukturen, bei denen verschiedene Gehirnbezirke die »Oberaufsicht« haben. Als übergeordnetes Zentrum bei der Steuerung der Schilddrüsenfunktion gilt der sogenannte Hypothalamus, der im Zwischenhirn liegt. Er produziert bei Bedarf das TRH, das Thyreotropin-Releasing-Hormon. Wie der Name schon sagt – denn releasing heißt Freisetzung – gibt das TRH den Befehl zur Freisetzung einer weiteren Substanz, des Thyreotropins. Dazu bindet TRH an Rezeptoren der Hirnanhangdrüse (Hypophyse), die daraufhin das Schilddrüsensteuerhormon Thyreotropin (auch Thyreoidea stimulierendes Hormon – TSH) in die Blutbahn entlässt. Dieses gelangt über das Blut zu dem ausführenden Organ: zur Schilddrüse. Dort wird die Bildung und Freisetzung der Schilddrüsenhormone T_3 und T_4 angeregt.

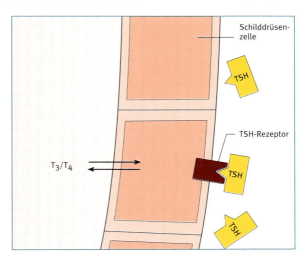

▼ Bindung des TSH an den Schilddrüsenrezeptor. Durch diese Verbindung wird die Schilddrüsenzelle zur Produktion und Ausschüttung von Schilddrüsenhormonen angeregt.

Symptome

So funktioniert der Regelkreis

Damit immer genau so viel Schilddrüsenhormon im Blut ist, wie gebraucht wird, müsste natürlich eine ständige Rückmeldung über den Schilddrüsenhormonspiegel an die übergeordnete Schaltzentrale erfolgen. Und genau so ist es auch.

Man kann diesen Regelkreis in etwa mit der Regelung Ihrer Heizung vergleichen, bei der die Zimmertemperatur geregelt wird. Ein Temperaturfühler misst die Zimmertemperatur und gibt Meldung an den Thermostat der Heizung. Ist die Temperatur zu niedrig, werden die Heizkörper durch die Heizung hochgeregelt und produzieren mehr Wärme. Ist die Temperatur zu hoch, werden die Heizkörper gedrosselt.

Beim Schilddrüsen-Regelkreis entspricht die Hypophyse, die T_3-Fühler besitzt, dem Thermostat. Ist der T_3-Blutwert zu hoch, wird wenig TSH freigesetzt, sodass die Schilddrüse weniger Hormon produziert, ist zu wenig T_3 da, wird mehr TSH ausgeschüttet und die Schilddrüse muss vermehrt Hormone bilden und freisetzen.

ZUSAMMENFASSUNG

Aufbau und Funktion der Schilddrüse

Unsere Schilddrüse liegt unterhalb des Kehlkopfes seitlich der Luftröhre auf. Sie besteht aus zwei Lappen mit einer Verbindungsstelle. Sie produziert die beiden Schilddrüsenhormone T_3 und T_4, von denen das T_3 die stärkere Wirkung entfaltet. Im Blut liegt der Großteil der beiden Hormone an Transporteiweiße gebunden vor. Nur etwa 1 Prozent der Schilddrüsenhormone ist frei im Blut verfügbar. T_3 bindet an die Körperzellen an einer spezifischen Andockstelle: an dem T_3-Rezeptor. Hat ein T_3 sich mit seinem Rezeptor verbunden, beginnt eine ganze Kaskade von Stoffwechselprozessen, die insgesamt zu der spezifischen Wirkung des T_3 in dem jeweiligen Organ/Körpergewebe führen. Schilddrüsenhormone wirken im Prinzip auf alle Körperzellen und steigern den sogenannten Grundumsatz und somit die Produktivität der meisten Zellen. So führt beispielsweise eine Erhöhung der Schilddrüsenhormonkonzentration am Herzen zu einer Beschleunigung des Herzschlags – sind hingegen zu wenige Schilddrüsenhormone im Blut, wird unser Herz langsamer.

Wie die Schilddrüse arbeitet

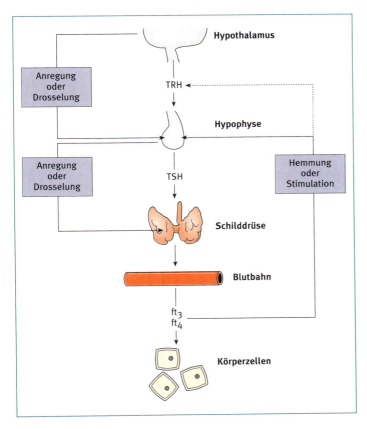

◀ Die Produktion und Ausschüttung von Schilddrüsenhormonen ist ein Regelkreis. Die Steuerung befindet sich im Gehirn (Hypothalamus, Hypophyse). Sind zu wenig Schilddrüsenhormone im Blut, wird von der Hypophyse vermehrt TSH ausgeschüttet, das wiederum die Schilddrüse zur Produktion und Freisetzung von Hormonen stimuliert. Sind zu viel Schilddrüsenhormone im Blut, wird TSH gedrosselt.

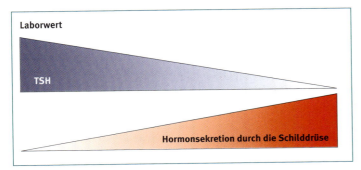

◀ Je mehr Schilddrüsenhormone im Blut sind, desto geringer ist die Ausschüttung von TSH aus der Hypophyse und umgekehrt.

Symptome

Krankheitszeichen beim Kropf

Die Erkrankungen der Schilddrüse lassen sich nach verschiedenen Gesichtspunkten einteilen. So gibt es beispielsweise Krankheiten, die eine Überproduktion von Schilddrüsenhormonen verursachen, und andere, die eine Unterfunktion der Schilddrüse hervorrufen. Einige Erkrankungen führen zu einem Kropf, andere zu einer Verminderung der Schilddrüsengröße. Eine weitere Einteilung kann danach vorgenommen werden, ob eine Entzündung vorliegt oder nicht. Es gibt dabei häufig Überschneidungen – so zum Beispiel das Vorliegen eines Kropfes, der mit einer Überfunktion einhergeht oder Fehlreaktionen des Immunsystems, die eine Unter- oder auch Überfunktion nach sich ziehen können.

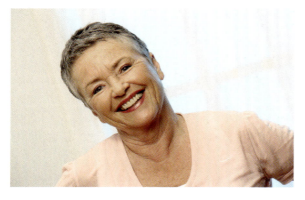

▲ Haben Sie typische Symptome, die auf eine Schilddrüsenvergrößerung hindeuten?

Auf den folgenden Seiten stellen wir Ihnen die häufigsten Schilddrüsenveränderungen vor, nämlich
- die Schilddrüsenvergrößerung (Kropf),
- die Schilddrüsenüberfunktion und
- die Schilddrüsenunterfunktion.

Anhand entsprechender Fragebögen können Sie überprüfen, welche typischen Symptome bei Ihnen vorliegen und auf welche Erkrankung dies hindeuten könnte. Am Ende dieses Kapitels finden Sie die Beschreibung der Schilddrüsenerkrankungen, die eher selten auftreten, wie Entzündungen und bösartige Tumoren.

Jodmangelkropf (Struma)

Der Jodmangelkropf war früher mit Abstand die häufigste Schilddrüsenerkrankung. Nach neuesten Erhebungen hat nach wie vor ein Drittel der Bevölkerung in Deutschland eine Schilddrüsenvergrößerung. Die Menschen mit einem Jodmangelkropf stammen aus der »Vergangenheit«. Sie haben ihren Jodmangelkropf in den früheren Zeiten des ausgeprägten bis mittleren Jodmangels in Deutschland entwickelt. Erst seit Anfang bis Mitte der 1990er Jahre geborene Menschen sind nicht mehr im ausgeprägten Jodmangel aufgewachsen. Außerhalb Deutschlands ist die Kropfbildung nach wie vor sehr häufig, da rund ein Fünftel der Weltbevölkerung in Jodmangelgebieten lebt.

> Der häufigste Auslöser eines Kropfs war bei uns früher der Jodmangel.

Heute gibt es durch die regelmäßige Verwendung von jodiertem Salz sowie der weit verbreiteten Verwendung von jodiertem Tierfutter und dem dadurch in den Nahrungskreislauf kommenden Jod (hauptsächlich Milch, aber auch Eier und Fleisch) bei Kindern und Jugendlichen keine Kropfbildung mehr. Allerdings sind die durch den früheren Jodmangel entstandenen Kropfbildungen natürlich noch vorhanden, da viele von den betroffenen Menschen natürlich noch am Leben sind.

Ursachen für eine Kropfbildung (Struma)

Ursache	Beispiele/Bemerkungen
Jodmangel	häufigste Ursache einer Struma: zu geringe Jodaufnahme durch die Nahrung und in Zeiten erhöhten Bedarfs (Schwangerschaft und Stillzeit)
Schilddrüsenautonomie	siehe S. 36, 129
Autoimmunerkrankungen	Morbus Basedow (siehe S. 37, 90, 132), Hashimoto Thyreoiditis (siehe S. 49, 91, 155)
Medikamente	z. B. Thyreostatika, Lithium
Zysten	siehe S. 95, 127
Entzündungen	Viren, Bakterien (siehe S. 92)

Symptome

Die Häufigkeit der Verwendung von jodiertem Speisesalz im Haushalt liegt mittlerweile – nach neueren Untersuchungen – bei weit über 80%, im Restaurantbetrieb bei 60–85% und in der Lebensmittelindustrie bei 35–40%. Unklar ist der Anteil des Jodgehaltes der Nahrung durch die Verwendung von jodiertem Tierfutter. Hierdurch dürfte jedoch in den letzten Jahren der größte Anteil der Jodzufuhr über die Ernährung zustande gekommen sein.

Warum entsteht bei Jodmangel ein Kropf?

Die Schilddrüsenzellen (Thyreozyten) nehmen Jod aus dem Blut auf. Ist allerdings die Jodkonzentration im Blut langfristig gering, kommt es zu einer Kompensationsreaktion der Schilddrüse: Sie bildet vermehrt Schilddrüsenzellen und die Größe

▶ Bei der Entstehung einer Jodmangelstruma sind verschiedene Mechanismen beteiligt. Der Jodmangel führt zu einer Neubildung und Vermehrung von Schilddrüsenzellen (Hyperplasie), das vermehrt ausgeschüttete TSH lässt die Zellen anschwellen (Hypertrophie).

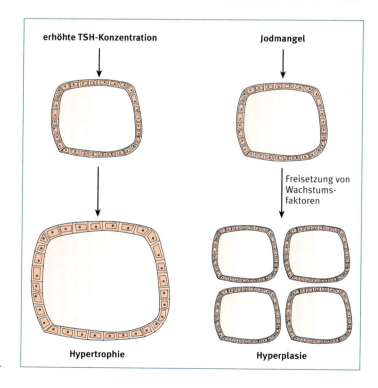

der einzelnen Zellen nimmt zu. Der Effekt wird durch lokale Wachstumsfaktoren verstärkt, die bei einem Jodmangel zu einer Vermehrung der Zellen (= Hyperplasie) führen. Zusätzlich begünstigt das Schilddrüsensteuerhormon TSH eine Größenzunahme der Schilddrüsenzellen (Hypertrophie). All diese Mechanismen zusammen erklären die Größenzunahme der Schilddrüse bei Jodmangel (siehe Abb.), die je nach Größe tastbar und immer im Ultraschall nachweisbar ist. Anfangs ist diese Veränderung der Schilddrüsenzellen gleichmäßig (diffus) über die Schilddrüse verteilt. Später können knotige Veränderungen hinzukommen.

Es können Knoten entstehen

Trotz der Vermehrung und Vergrößerung der Schilddrüsenzellen kann über lange Zeit eine normale Hormonproduktion aufrechterhalten werden. Auch die Größenzunahme führt in den Anfängen meist nicht zu Problemen. Die Anfangsform des Krankheitsbildes heißt daher »Diffuse Struma mit Euthyreose« (Euthyreose = normale Funktion). Je länger aber die Jodmangelsituation besteht, desto eher kommt es auch zur Bildung andersartiger Gewebe in der Schilddrüse. Es treten Strukturen auf, die dann nach ihrem Funktionszustand beurteilt werden. Es gibt normal funktionierende Knoten, überaktive und inaktive Formen. Hinzu kommt, dass die überaktiven Knoten einer Steuerung von »oben« (über TSH) nicht zugänglich sind – sie heißen deshalb auch autonome Knoten. Sie arbeiten unabhängig und produzieren im Zeitverlauf immer mehr Schilddrüsenhormon, was sich irgendwann in einer klinisch fassbaren Überfunktion äußert – mehr dazu ab S. 129.

> **INFO**
>
> ### Häufigkeit von Struma und Knoten
>
> Untersuchungen aus den Jahren 2004 bis 2006 zeigen, dass noch rund ein Drittel der Bevölkerung (30–37 %) entweder eine Vergrößerung und/oder einen Knoten hat. Davon verteilen sich etwa
>
> - 10 % auf Vergrößerung ohne Knoten,
> - 10 % auf Vergrößerung mit Knoten und
> - 14 % bzw. 17 % (Frauen) auf Normalgröße mit Knoten.
>
> Dabei gibt es regionale Unterschiede: In den neuen Bundesländern, Berlin und in Süddeutschland ist die Zahl größer als in West- und Norddeutschland.

Symptome

Krankheitszeichen erkennen

Ob man Beschwerden aufgrund einer Struma hat, hängt von der individuellen Empfindlichkeit ab und davon, wie groß der Kropf ist und wie seine Beziehung zu den umgebenden Halsweichteilen (Luftröhre, Speiseröhre, Kehlkopf) ist. Sehr kleine Vergrößerungen spürt man anfangs überhaupt nicht, es sei denn, sie liegen an einer sehr ungünstigen Stelle. Wenn aber der Kropf immer größer wird, kann es zu lokalen Beschwerden kommen (Abb.). Einige Betroffene geben an, dass die Ausprägung der Symptome auch tageszeitlich oder unter bestimmten Umständen variiert. So kann es vorkommen, dass das Gefühl der Einengung im Hals (Globusgefühl) von der Tageszeit abhängig ist, bei Frauen besteht manchmal auch eine Abhängigkeit von der Monatsblutung.

> **ZUSAMMENFASSUNG**
>
> **Was ist eine Struma?**
>
> Die Struma ist eine Vergrößerung der Schilddrüse, die auch als Kropf bezeichnet wird. In fast allen Fällen liegt dieser krankhaften Veränderung ein Jodmangel zugrunde. Die Jodmangelstruma war früher die häufigste Erkrankung der Schilddrüse. Lange Zeit hat man bei dieser Erkrankung keine Beschwerden, erst wenn der Kropf sehr groß wird, sich autonome Knoten bilden und/oder die Hormonproduktion gestört ist, zeigen sich Symptome.

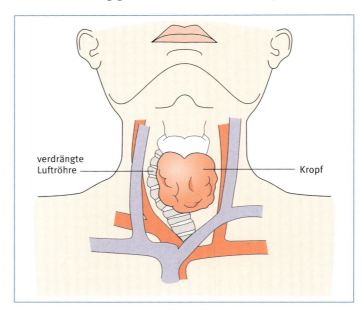

▶ Eine große Struma verdrängt andere Organe (Luftröhre, Speiseröhre) von ihrem Platz.

Selbst-Check: Schilddrüsenvergrößerung

Es gibt verschiedene Krankheitszeichen (Symptome), die bei einem Kropf auftreten können. Anhand des Selbsttests können Sie schnell einschätzen, ob bei Ihnen eventuell eine Schilddrüsenvergrößerung vorliegt.

Schilddrüsenvergrößerungen können zu verschiedenen Krankheitszeichen führen, wenn benachbarte Organe in Mitleidenschaft gezogen werden. Machen Sie den Test und finden Sie heraus, ob bei Ihnen eine vergrößerte Schilddrüse vorliegt.

	Ja	Nein
Haben Sie öfter ein Druck- und Engegefühl im Hals?	☐	☐
Verspüren Sie ein Gefühl, als hätten Sie einen Kloß im Hals (Globusgefühl)?	☐	☐
Stört es Sie, wenn Sie hochgeschlossene Kleidungsstücke oder geschlossene Hemdkrägen tragen?	☐	☐
Haben Sie, wenn Sie sich körperlich anstrengen oder bei bestimmten Kopfhaltungen das Gefühl keine Luft zu bekommen (Luftnot)?	☐	☐
Haben Sie öfter mal eine Bronchitis?	☐	☐
Sind Berührungen am Hals für Sie eher unangenehm?	☐	☐
Haben Sie den Eindruck, dass Ihr Halsumfang zugenommen oder dass sich die Kragenweite Ihrer Hemden verändert hat (ohne Gewichtszunahme)?	☐	☐
Leiden Sie in letzter Zeit öfter unter Heiserkeit?	☐	☐

Wenn Sie bei diesem Test mindestens zweimal mit Ja geantwortet haben, dann sollten Sie Ihren Arzt beim nächsten Besuch darauf ansprechen.

Symptome

Schilddrüsenüberfunktion

Schilddrüsenhormone entfalten ihre Wirkung auf alle Organe unseres Körpers. Eine Überfunktion führt daher zu vielfältigen Krankheitszeichen.

Eine Schilddrüsenüberfunktion (Hyperthyreose) liegt dann vor, wenn die Schilddrüse zu viele Hormone produziert und dadurch Krankheitszeichen hervorgerufen werden. Da Schilddrüsenhormone eine Vielzahl von Stoffwechselfunktionen und Organen beeinflussen, können die unterschiedlichsten Symptome auftreten. Je nach Ausprägung der Überfunktion sind diese stärker oder schwächer. Ob Sie eventuell eine Überfunktion haben, können Sie mit einem Selbst-Check herausfinden.

Wie kommt es zu einer Überfunktion?

Überfunktionen der Schilddrüse können verschiedene Ursachen haben. Die häufigsten Ursachen sind Schilddrüsenautonomie und Morbus Basedow.

Die Erkrankungen, die am häufigsten eine Überfunktion der Schilddrüse hervorrufen, sind eine Schilddrüsenautonomie oder eine Immunhyperthyreose (Autoimmunerkrankung der Schilddrüse, auch Morbus Basedow). Im englischen Sprachraum wird die Erkrankung als »Graves' Disease« bezeichnet. Die Abgrenzung zwischen diesen beiden Krankheitsbildern kann in Einzelfällen schwierig sein.

Außerdem können (allerdings selten) folgende Erkrankungen die Ursache einer Überfunktion (Hyperthyreose) sein:
- Beginn einer Autoimmunthyreoiditis vom Typ Hashimoto (siehe S. 91)
- Schwangerschaftshyperthyreose in der Frühschwangerschaft (siehe S. 174)
- Beginn einer Thyreoiditis de Quervain (siehe S. 49)
- Schilddrüsentumor (siehe S. 159)
- Silent-Thyreoiditis (siehe S. 157)
- Schilddrüsenhormonresistenz (selten)
- Sekundäre Überfunktion (sehr selten)

Schilddrüsenüberfunktion

Selbst-Check Überfunktion

Beantworten Sie einfach die folgenden Fragen mit Ja oder Nein – damit erhalten Sie eine erste Einschätzung, ob Ihre Schilddrüse zu aktiv ist und zu viele Hormone produziert. Je höher die Schilddrüsenhormonwerte sind, desto stärker sind auch zumeist die Symptome ausgeprägt. Bei leichten Formen (sogenannte latente Überfunktion) verspüren Sie nur selten oder aber abgeschwächte Krankheitszeichen.

Machen Sie den Test! Bereits wenige Fragen können eine erste Einschätzung geben, ob Ihre Schilddrüse eventuell etwas zu aktiv ist.

	Ja	Nein
Haben Sie das Gefühl, dass Ihr Herz in letzter Zeit sehr schnell (über 90-mal pro Minute) oder unregelmäßig schlägt?	☐	☐
Kommt es Ihnen so vor, als würde sich Ihr Herzschlag bis in den Hals und den Kopf fortsetzen (pochender Herzschlag)?	☐	☐
Leiden Sie unter Kurzatmigkeit?	☐	☐
Haben Sie geschwollene Beine?	☐	☐
Leiden Sie manchmal unter Bauchkrämpfen?	☐	☐
Haben Sie in letzter Zeit an Gewicht abgenommen?	☐	☐
Verspüren Sie einen verminderten oder sehr starken Appetit?	☐	☐
Schwitzen Sie in letzter Zeit mehr?	☐	☐
Sind Sie unruhig, reizbar, ungeduldig und haben Stimmungsschwankungen?	☐	☐
Zittern Ihre Hände öfter?	☐	☐
Hat Ihr Arzt bei Ihnen eine Erhöhung der Leberwerte festgestellt?	☐	☐
Haben Sie als Frau Probleme mit der Monatsblutung – ist sie länger, kürzer oder bleibt sie öfter ganz aus?	☐	☐
Bestehen Libido- und/oder Potenzstörungen?	☐	☐

Wenn Sie bei diesem Fragebogen mehr als dreimal mit »Ja« geantwortet haben, dann sprechen Sie Ihren Arzt beim nächsten Besuch darauf an. Sagen Sie ihm, welche dieser Krankheitszeichen bei Ihnen vorhanden sind. So erhält Ihr Arzt eine erste Einschätzung, ob Sie vielleicht eine Schilddrüsenüberfunktion haben.

CHECKLISTE

Symptome

Schilddrüsenautonomie

Bei dieser Schilddrüsenerkrankung gibt es in der Schilddrüse Areale mit sogenannten »autonomen Zellen«. Das sind Schilddrüsenzellen, die nicht mehr der zentralen Steuerung der Hypophyse (TSH) unterliegen. Diese Zellen arbeiten selbstständig (= autonom).

Aus aktiveren Schilddrüsenzellen können autonome Areale entstehen.

Auch in einer gesunden Schilddrüse gibt es Zellen, die aktiver sind und Zellen, die weniger aktiv sind. Solange diese Zellen der Regulation von »oben« unterliegen, kann das Niveau der Schilddrüsenhormone immer exakt kontrolliert werden. Bei der Umwandlung zu autonomen Arealen kommt allerdings den aktiveren Schilddrüsenzellen eine besondere Rolle zu. Nur sie verwandeln sich nämlich zu autonomen Zellen. Diese können als einzelne Knoten vorkommen, dann nennt das der Arzt »unifokale (= einknotige) Autonomie«. Gibt es davon mehrere, dann spricht man von »multifokaler (= mehrknotiger) Autonomie«. Sind die autonomen Zellen über die gesamte Schilddrüse verteilt, dann heißt diese Form disseminierte oder diffuse Autonomie (= nicht knotige, über das ganze Organ verteilte autonome Zellen).

Je größer die autonomen Schilddrüsenbezirke sind, desto mehr Schilddrüsenhormone werden ins Blut abgegeben. (siehe Abb.).

Anfangs kommt es zu einer Gegenregulation der Hypophyse: die TSH-Produktion wird immer weniger. Das heißt: Die »normalen« Schilddrüsenzellen reduzieren dadurch die Hormonproduktion. Irgendwann reicht dieser Mechanismus aber nicht mehr aus, um die Produktion und damit die Hormonkonzentration im Blut auf einem normalen Level zu halten. Es sind dann so viele autonome Zellen vorhanden, dass die Schilddrüsenhormonkonzentration zu hoch ist. Je mehr von diesen Bezirken vorhanden sind, desto höher ist die Hormonkonzentration und desto stärker sind die Symptome einer Schilddrüsenüberfunktion.

Schilddrüsenüberfunktion

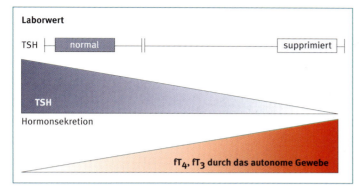

◀ Bei einer Schilddrüsenautonomie besteht eine enge Beziehung zwischen der Größe der autonomen Bezirke und der Produktion von Schilddrüsenhormonen. Je mehr Schilddrüsenhormone von den autonomen Bereichen produziert werden, desto weniger beteiligt sich das normale Schilddrüsengewebe an der Synthese, da das Steuerungshormon TSH durch die hohen Schilddrüsenhormonwerte immer weiter sinkt und dadurch die noch der Regulation unterliegenden Zellen zu einer Minderproduktion »kommandiert«.

Das Risiko für die Bildung einer Schilddrüsenautonomie steigt mit dem Lebensalter und der Anzahl von Knoten in der Jodmangelstruma. Jodmangel begünstigt die Entstehung.

Morbus Basedow

Der Morbus Basedow (Immunhyperthyreose) ist eine Autoimmunerkrankung. Das heißt: Die Zellen unseres Immunsystems bilden Antikörper, die gegen Zellen unseres eigenen Körpers gerichtet sind. Im Falle des Morbus Basedow ist der Angriffspunkt der TSH-Rezeptor der Schilddrüsenzelle. Die Antikörper binden an den Rezeptor und wirken wie TSH: Die Schilddrüsenzellen werden zu einer vermehrten Hormonproduktion stimuliert – die Überfunktion ist da.

Die Krankheit ist nach dem Erstbeschreiber im deutschen Sprachraum, Carl-Adolph von Basedow benannt. Im englischen Sprachraum wird die Erkrankung »Graves' disease« genannt.

Der Körper bekämpft sich selbst
Unser Immunsystem ist eigentlich dafür da, unseren Körper vor schädlichen Einflüssen zu schützen. Eindringlinge von

Symptome

außen, wie Bakterien oder Viren, werden meist schnell und erfolgreich bekämpft. Auch Tumorzellen sind zum Beispiel Angriffspunkte für unsere »Körperpolizei«. Vielfach werden so kleinste Tumorbezirke bereits in der Entstehung zerstört.

Zur Erkennung, ob Zellen oder Zellbestandteile »fremd« oder krank sind, bilden Immunzellen Antikörper, die sich an die fremden oder kranken Zellen anheften. Beim Morbus Basedow ist diese Anheftung schon das Übel, bei anderen Autoimmunkrankheiten geht die Immunkaskade an diesem Punkt erst richtig los (mehr dazu später).

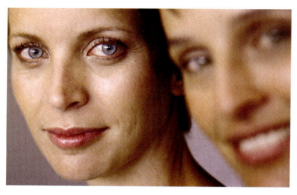

▲ Frauen sind häufiger vom Morbus Basedow betroffen als Männer. Sie leiden darunter ca. zehnmal häufiger.

Die antikörperbildenden Immunzellen stehen normalerweise unter einer sehr strengen Aufsicht von sogenannten Suppressorzellen. Diese kontrollieren haarscharf, dass es nicht zu überflüssigen Immunreaktionen kommt. Die Suppressorzellen sind bei entsprechend veranlagten Menschen einfach überempfindlich gegenüber bestimmten Einflüssen. (Bei diesen Menschen ist also eine genetische Veranlagung zum Morbus Basedow vorhanden.)

Virusinfektionen, äußere Stresssituationen (Arbeitsüberbelastungen, Trauerfälle, Trennungen oder andere psychisch belastende Einflüsse), Rauchen und hohe Jodbelastungen sind Co-Faktoren, die mit dazu beitragen, dass es zu einem Zusammenbruch der Kontrollfunktion kommt. Jetzt wird der Immunreaktion freier Lauf gelassen – Angriffspunkt ist dann der TSH-Rezeptor auf den Schilddrüsenzellen. Irgendwann sind so viele Immunzellen in diesen Prozess involviert, dass es zu einer Dauerstimulation durch die TSH-Rezeptor-Autoantikörper (TSH-R-AK) kommt.

Welche Folgen hat die Dauerstimulation der Schilddrüse?

Die ständige Aktivierung des TSH-Rezeptors führt zur Überproduktion von Schilddrüsenhormonen mit den entsprechenden Folgen für die Organe. Es können alle Organsysteme betroffen sein (siehe Kasten). Außerdem führt die ständige Einwirkung des »Pseudo-TSH« häufig zu einem Wachstum der Schilddrüse – also zu einem Kropf (Struma).

Es gibt aber noch ein paar Besonderheiten beim Morbus Basedow, die zwar nicht immer, aber doch häufig zusätzlich vorkommen. Wenn sich die Antikörper auch auf andere Zellen stürzen, wie etwa die Augen (häufiger), die Gelenke oder das Bindegewebe unter der Haut (relativ selten), stoppt der Im-

---

INFO

Krankheitszeichen bei Morbus Basedow

Die unten aufgeführten Symptome können aufgrund der Schilddrüsenüberfunktion bei Morbus Basedow auftreten. Es sind jedoch nie alle aufgeführten Krankheitszeichen vorhanden, manche können zum Beispiel gar nicht oder nur gering ausgeprägt sein. Außerdem kann es auch Zeiten geben, in denen die Symptome stärker werden oder sich wieder abschwächen.

- **Herz-Kreislauf-System:** sehr schneller Herzschlag (Frequenz von teilweise über 100 Schlägen pro Minute); Herzrhythmusstörungen (häufiger bei älteren Menschen); Herzschwäche, die sich in Kurzatmigkeit und angeschwollenen Beinen äußert; hoher Blutdruck (häufig: Erhöhung des oberen Wertes).
- **Verdauungssystem:** Darmkrämpfe; Koliken; Gewichtsverlust (paradoxerweise aber auch Zunahme des Körpergewichts);

viel oder auch sehr wenig Appetit; Magenverstimmungen.
- **Haut und Haare:** Schwitzen; warme und gut durchblutete Haut; Haarausfall.
- **Psyche:** Unruhe; Rastlosigkeit; Reizbarkeit; Ungeduld; Gefühlsschwankungen, Schlafstörungen.
- **Muskeln und Nerven:** Händezittern; Muskelschwäche, Abbau von Muskulatur.
- **Weiblicher Zyklus:** unregelmäßige, häufig verstärkte Regelblutung, auch Ausbleiben der Regelblutung möglich; Männer: nicht selten Impotenz und Gynäkomastie (Wachstum der Brustdrüsen).
- **Knochen:** Abbau der Knochenmasse (Osteoporose).
- **Labor:** Anstieg der Leberwerte, normales bis niedriges Cholesterin, erhöhtes Kalzium (seltener).

Symptome

Beim Morbus Basedow sind auch andere Organe und Gewebe Zielscheibe der Autoantikörper (häufig sind es die Augen).

munprozess nicht bei der Anlagerung der Antikörper an die Zellstrukturen. Dies ist dann erst der Anfang. Die Antikörper geben sozusagen das Startsignal für eine regelrechte Reaktionskaskade. Sie dienen als Erkennungszeichen für andere Immunzellen, dass bestimmte Zellen nicht normal sind und eliminiert werden müssen. Mit sehr aggressiven Substanzen werden dann die Zellen, auf denen sich Antikörper angelagert haben, so lange beschossen, bis sie zugrunde gehen. Man merkt diese Reaktion als typische Entzündung – etwa eine Bindehautentzündung. Danach kommt es oft zum Einwachsen von Bindegewebe, wodurch immer ein Teil der Funktionsfähigkeit von Organen verloren geht.

Wenn die Autoantikörper die Augen angreifen

- Wenn beim Morbus Basedow die Augen Angriffspunkt für die Antikörper sind, kommt es zu Augenveränderungen wie Lichtempfindlichkeit, Entzündungszeichen, Hervortreten der Augäpfel, Fremdkörpergefühl, Veränderung der Sehschärfe.

INFO

Die Merseburger Trias

Diese Bezeichnung hört sich zwar eher nach einer Sängervereinigung oder einer kleinen Gebirgskette an, ist aber der Name für das Zusammenkommen von drei Hauptsymptomen beim Morbus Basedow. Merseburger Trias bedeutet, dass ein Patient eine Struma hat, einen sehr schnellen Herzschlag und typische Augenveränderungen (die Augen treten aus den Augenhöhlen hervor, »Glotzaugen«). Carl-Adolph von Basedow hatte eine Arztpraxis in Merseburg und hier seine Beobachtungen an Basedow-Patienten veröffentlicht. Merseburg ist eine Kleinstadt in Sachsen-Anhalt, am Fluss Saale gelegen. Diese drei Veränderungen wurden im Jahr 1840 von Carl-Adolph von Basedow beobachtet. Diese Publikation war der Grund, dass im deutschsprachigen Raum die Erkrankung seinen Namen trägt.

- Wenn die Zellen des Unterhautgewebes das Ziel der Autoantikörper sind (sehr selten), kann es zu einer Anschwellung des Unterhautbindegewebes im Bereich der Unterschenkel kommen (sogenanntes prätibiales Myxödem). Diese Veränderungen erscheinen gelblich, verdickt und die darüberliegenden Hautpartien ähneln einer Orangenhaut.
- Das dritte, äußerst seltene Zeichen sind die sogenannten Trommelschlegelfinger. Hier sind die Knochen und Knochenhäute der Finger die Zielscheibe der Antikörper. Die Folge ist eine Verdickung der Fingerendglieder.

Endokrine Orbitopathie

Diese medizinische Bezeichnung bedeutet: »Augenkrankheit, bei der Hormone eine Rolle spielen«. Die endokrine Orbitopathie kommt nur extrem selten alleine vor (also ohne Erkrankung der Schilddrüse). Das Binde- und Muskelgewebe im Bereich der Augenhöhle (Orbita) ist Angriffspunkt der Antikörper. Es kommt zu entzündlichen Veränderungen und einer überschießenden Bildung und Anschwellung von Bindegewebe (Wassereinlagerung) und auch zur Verdickung der Muskulatur innerhalb der Augenhöhle.

Die Erstbeschreibung der Erkrankung im deutschsprachigen Raum stammt von Carl-Adolph von Basedow. Die Erstbeschreibung im englischsprachigen Raum stammt von Robert J. Graves (siehe S. 97).

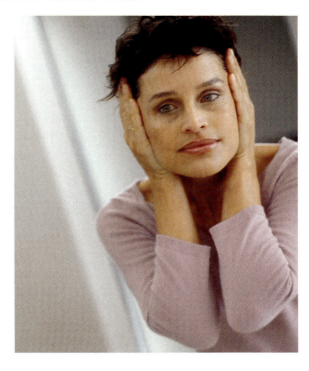

▼ Bei der endokrinen Orbitopathie sind die Augen die Zielscheiben der Autoantikörper. Diese Erkrankung kommt häufig gemeinsam mit einem Morbus Basedow vor.

Symptome

Die endokrine Orbitopathie setzt nicht akut ein, sondern entwickelt sich langsam. Typische Symptome sind Lichtempfindlichkeit, Trockenheitsgefühl, Augentränen, Fremdkörpergefühl, Hervortreten der Augäpfel und – seltener – Doppeltsehen.

Typische Symptome der endokrinen Orbitopathie

Die Entzündung und Anschwellung von Muskulatur und Bindegewebe im Bereich der Augen führt zu verschiedenen Krankheitszeichen. Vor allem kommt es durch Umfangsvermehrungen zum Druck auf das Auge und der versorgenden Strukturen, wie etwa dem Sehnerv. Dadurch wird im schlimmsten Fall die Sehfähigkeit beeinträchtigt, außerdem führen die Umfangsvermehrungen zu typischen, in fortgeschritteneren Stadien auch direkt sichtbaren Veränderungen: Die Augen treten aus den Höhlen hervor, die Lider können nicht mehr so gut geschlossen werden. In der schlimmsten Ausprägung sieht der Patient Doppelbilder. Der Patient hat das Gefühl, als hätte er etwas »hinter dem Auge sitzen«, oder auch als hätte er einen Fremdkörper im Auge. Meist sind diese Symptome morgens stärker vorhanden. Eine Bindehautentzündung (gerötete Augen, Augentrockenheit) ist recht häufig, ebenfalls kann eine Entzündung der Hornhaut des Auges auftreten. Bestimmte Symptome weisen bereits sehr früh auf eine mögliche endokrine Orbitopathie hin. Wir haben Ihnen einen kurzen Selbst-Test zusammengestellt (siehe S. 43). Sie können anhand des Tests erkennen, ob bei Ihnen evtl. diese Augenerkrankung vorliegt.

Meist sind bei der endokrinen Orbitopathie beide Augen betroffen. Die Krankheit beginnt schleichend, anfangs merkt man keine so großen Veränderungen. Die Orbitopathie beginnt selten vor dem Morbus Basedow, in den meisten Fällen jedoch gleichzeitig mit dem Auftreten der Schilddrüsenerkrankung, in selteneren Fällen erst nach dem Auftreten der Schilddrüsenerkrankung.

ZUSAMMENFASSUNG

Kennzeichen einer Schilddrüsenüberfunktion

Die Schilddrüsenüberfunktion ist gekennzeichnet durch das Vorliegen einer erhöhten Schilddrüsenhormonkonzentration. Die Symptome sind vielfältig und reichen von Herz-Kreislauf-Beschwerden (sehr schneller Herzschlag) über Magen-Darm-Probleme (Durchfälle), bis hin zu psychischen Auswirkungen (Unruhe, Reizbarkeit).

Ursachen sind die Immunhyperthyreose (Morbus Basedow) und die Schilddrüsenautonomie.

Selbst-Check endokrine Orbitopathie

Mit diesem kurzen Selbst-Test können Sie feststellen, ob bei Ihnen eventuell eine endokrine Orbitopathie vorhanden ist. Beantworten Sie einfach die folgenden Fragen mit Ja oder Nein.

	Ja	Nein
Sind Sie in letzter Zeit stärker lichtempfindlich?	☐	☐
Tränen Ihre Augen öfter ohne ersichtlichen Grund?	☐	☐
Haben Sie das Gefühl, dass irgendetwas hinter Ihrem Auge sitzt bzw. auf Ihr Auge drückt?	☐	☐
Sehen Sie manchmal nicht mehr so scharf wie früher, sehen Sie Dinge doppelt?	☐	☐
Leiden Sie unter Trockenheit der Augen?	☐	☐
Haben Sie öfter eine Bindehautentzündung?	☐	☐
Beim Blick in den Spiegel: Scheinen ein Auge oder beide Augen leicht aus den Augenhöhlen hervorzutreten?	☐	☐
Haben Sie Schwierigkeiten, Ihre Lider zu schließen?	☐	☐
Hat sich Ihre Sehschärfe verändert?	☐	☐

Wenn Sie mindestens zweimal mit Ja geantwortet haben, dann sprechen Sie am besten Ihren Haus- oder Augenarzt darauf an.

Symptome

Schilddrüsenunterfunktion

Eine Schilddrüsenunterfunktion ist die Folge unterschiedlicher Erkrankungen und Ursachen. Sie ist wesentlich häufiger als eine Überfunktion.

Die Unterfunktion der Schilddrüse (Hypothyreose) ist deutlich häufiger als die Überfunktion. Sie ist die Folge eines Mangels an Schilddrüsenhormonen; dies führt zu einer mangelhaften Versorgung der Körperzellen mit dem Hormon. Eine Unterfunktion kann verschiedene Ursachen haben. Sie ist also weniger als eigentliche Krankheit, sondern vielmehr als Folge von Schilddrüsenerkrankungen zu sehen. Zum Beispiel kann eine entzündliche Schilddrüsenerkrankung zu einer Minderfunktion der Schilddrüse führen, genauso wie zum Beispiel eine Radiojodtherapie. Die Ursachen können also verschieden sein, die Auswirkungen sind aber immer gleich: eine niedrige Schilddrüsenhormonkonzentration, was dann wiederum zu den typischen Krankheitszeichen (siehe nächste Seite) führt.

Wenn Sie wissen möchten, ob bei Ihnen eventuell eine Unterfunktion der Schilddrüse vorliegt, dann machen Sie den Test. Der Fragebogen auf S. 47 gibt Ihnen in wenigen Minuten eine Einschätzung, ob Zeichen einer Unterfunktion vorliegen.

Woran erkennt man eine Unterfunktion?

Ein Problem bei der Diagnose besteht darin, dass die Patienten selbst oft erst spät oder gar nicht merken, dass sie Anzeichen einer Schilddrüsenunterfunktion haben. Die Krankheit entwickelt sich sehr langsam und schleichend. Oft haben Betroffene über Jahre eine Schilddrüsenunterfunktion mit nur sehr wenigen und leichten Krankheitszeichen. So kommt es, dass man sich an die Krankheitszeichen gewöhnt und sie gar nicht als solche wahrnimmt, sondern eher meint, man wäre »ständig müde« oder eben ein depressiver Typ. Gerade bei älteren Patienten werden viele der typischen Symptome schnell auch auf das Alter geschoben – wie zum Beispiel die Vergesslichkeit oder auch die häufige Müdigkeit.

Typische Symptome für eine Unterfunktion

Eine Unterfunktion der Schilddrüse äußert sich in typischen Symptomen. Sie sind Folge der fehlenden Hormonproduktion und damit der verminderten Wirkung an den Körperzellen. Es sind verschiedene Organsysteme beteiligt:

- **Herz-Kreislauf-System:** niedriger Puls, niedriger Blutdruck (paradoxerweise kann es auch zu einem Blutdruckanstieg kommen; allerdings selten).
- **Nervensystem und Psyche:** Müdigkeit, Desinteresse, Gedächtnisschwäche, depressive Verstimmungen, verminderte Leistungsfähigkeit, langsamere Reflexe.
- **Haut:** kühl und trocken, blassgraue Farbe, teigige Konsistenz.
- **Haare:** brüchig, vermehrter Haarausfall, stumpf.
- **Nägel:** langsames Wachstum, brüchig.
- **Magen-Darm-Trakt:** Verstopfung, Gewichtszunahme.
- **Blutbild:** verminderte Bildung von roten Blutkörperchen (Blutarmut).
- **Frauen:** Störungen der Monatsblutung (unregelmäßige Periode), bei Kinderwunsch: häufig (ca. ein Drittel) erfolglos.
- **Schwangerschaft:** häufig Fehlgeburten im ersten Drittel der Schwangerschaft.

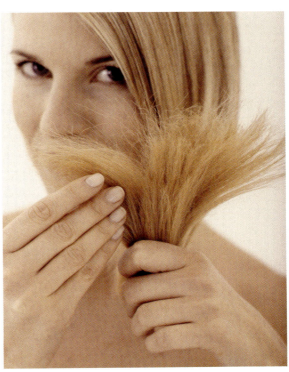

▲ Stumpfes, brüchiges Haar und Haarausfall können Anzeichen einer Schilddrüsenunterfunktion sein.

Symptome

Der Zeitpunkt der Diagnosestellung ist äußerst variabel: Manche Menschen haben bereits bei einer leichten Unterfunktion deutliche Beschwerden, andere können die Unterfunktion über viele Jahre »kompensieren«. Bei anderen wiederum wird die beginnende Unterfunktion zufällig festgestellt, im Rahmen einer Blutuntersuchung wegen einer anderen Erkrankung oder im Rahmen einer normalen Routinevorsorgeuntersuchung beim Hausarzt.

Mögliche Auslöser
Es gibt eine Reihe möglicher Auslöser für eine Schilddrüsenunterfunktion.
- Die häufigste Ursache ist die chronisch lymphozytäre Thyreoiditis (Hashimoto-Thyreoiditis, siehe S.91). Bei dieser Erkrankung »attackieren« Zellen des eigenen Immunsystems die Schilddrüsenzellen und zerstören sie, sodass es zu einer Schrumpfung der Schilddrüse kommt und damit zu einer Unterfunktion.
- Die zweithäufigste Ursache sind ärztliche Eingriffe (Operationen, Radiojodtherapie, Schilddrüsenblocker). Jedoch nur, wenn im Anschluss an die ärztliche Maßnahme keine Kontrolluntersuchungen stattfinden.

> **ZUSAMMENFASSUNG**
>
> **Wichtiges zur Schilddrüsenunterfunktion**
>
> Die Schilddrüsenunterfunktion kann verschiedene Ursachen haben: Am häufigsten ist die Hashimoto-Thyreoiditis; eine Autoimmunerkrankung, die zu einer Verkleinerung der Schilddrüse führt. Am zweithäufigsten sind ärztliche Maßnahmen, jedoch nur dann, wenn keine regelmäßigen Nachuntersuchungen stattfinden. Weitere (seltene) Ursachen sind Entzündungen (virale) der Schilddrüse oder äußere Strahlenbehandlungen der Halsweichteile.

Selbst-Check Unterfunktion

Folgende Fragen helfen Ihnen festzustellen, ob bei Ihnen möglicherweise eine Schilddrüsenunterfunktion bestehen könnte.

	Ja	Nein
Ist Ihnen häufiger kalt, frieren Sie schnell?	☐	☐
Haben Sie an Gewicht zugenommen?	☐	☐
Sind Sie häufig müde?	☐	☐
Leiden Sie an depressiven Verstimmungen?	☐	☐
Haben Sie den Eindruck, dass Ihre Haut kühl und blass ist?	☐	☐
Sind Ihre Haare trocken und stumpf, haben Sie stärkeren Haarausfall?	☐	☐
Brechen Ihre Nägel schnell ab oder wachsen sie langsam nach?	☐	☐
Leiden Sie unter Verstopfung?	☐	☐
Haben Sie das Gefühl, dass Sie vergesslicher sind?	☐	☐
Ist der Zyklus unregelmäßig?	☐	☐
Besteht ein unerfüllter Kinderwunsch?	☐	☐
Hatten Sie eine oder mehrere Fehlgeburten in der Frühschwangerschaft?	☐	☐

Wenn Sie häufiger als dreimal mit Ja geantwortet haben, dann sollten Sie bei Ihrem nächsten Arztbesuch Ihren Arzt auf die Möglichkeit einer Schilddrüsenunterfunktion ansprechen.

Symptome

Schilddrüsenentzündung – Thyreoiditis

Der Begriff »Thyreoiditis« bedeutet: Schilddrüsenentzündung. Darunter sind verschiedene Krankheitsbilder subsumiert: bakterielle, virale Entzündungen und auch die Autoimmunthyreoiditis vom Typ Hashimoto. Eingeteilt werden die Schilddrüsenentzündungen nach ihrem Verlauf (akut einsetzend, chronisch) und nach der vorliegenden Ursache.

Akute Thyreoiditis

Akute Schilddrüsenentzündungen werden durch Bakterien verursacht. Sie sind äußerst schmerzhaft – und selten.

Hierunter fallen die äußerst seltenen akuten, eitrigen Entzündungen der Schilddrüse, die durch Bakterien verursacht werden. Häufig liegt gleichzeitig eine Infektion im Hals-, Nasen- und Ohrenbereich vor. Die häufigsten Verursacher sind Erreger mit den seltsam anmutenden Namen *Staphylococcus aureus, Pneumococcus pneumoniae, Streptococcus pyogenes und Escherichia coli*. Sehr selten sind auch Parasiten und Pilze die Übeltäter. Die Behandlung erfolgt mit Antibiotika. Die Erkrankung ist sehr selten.

Als Krankheitszeichen bestehen eine extreme Druckempfindlichkeit und Schmerzen im Bereich des vorderen Halses, die Haut über der Schilddrüse ist gerötet, und man hat Schluckbeschwerden. Die Schilddrüse ist geschwollen, es kommt zu Fieber, Schweißausbrüchen, einem schnellen Herzschlag und man fühlt sich insgesamt sehr schlecht.

Thyreoiditis de Quervain

Die Thyreoiditis de Quervain – auch subakute Thyreoiditis – ist eine Erkrankung, die sehr plötzlich einsetzt. Sie tritt meist gemeinsam mit Infektionen der oberen Atemwege auf und wird durch Viren hervorgerufen. In den allermeisten Fällen sind Frauen betroffen, und zwar in der Altersgruppe zwischen 30 und 50 Jahren.

Die Erkrankung ist nach dem Erstbeschreiber, dem Schweizer Chirurgen Fritz de Quervain, benannt.

Der Verlauf der Thyreoiditis de Quervain ist sehr unterschiedlich. Bei manchen Patienten sind nur geringe Beschwerden vorhanden, andere wiederum trifft es sehr schwer. Der Patient klagt dann über ein starkes allgemeines Krankheitsgefühl, Fieber, Schmerzen im Bereich der Schilddrüse und erhöhte Druckempfindlichkeit. Typisch ist auch die Ausstrahlung der Schmerzen in die Hals-, Ohr- und Kieferregion.

Zu Beginn besteht meist, laborchemisch, eine leichte bis mittlere Schilddrüsenüberfunktion (durch die Freisetzung von gespeichertem Hormon, das durch die Zerstörung von Schilddrüsenzellen durch die Entzündung in die Blutbahn gelangt). In etwa 50% kommt es jedoch im zeitlichen Verlauf (ca. nach 6–12 Monaten) zu einer Unterfunktion infolge einer einsetzenden Autoimmunreaktion.

Hashimoto-Thyreoiditis

Die Hashimoto-Thyreoiditis ist nach dem Erstbeschreiber, Hakaru Hashimoto, benannt – 1912 hat er in einer deutschen Zeitschrift das Krankheitsbild beschrieben. Das charakteristische an der Erkrankung ist, dass Immunzellen in die Schilddrüse einwandern und zu einer Zerstörung von Zellen führen. Dadurch kommt es zur Schrumpfung des Organs, zum Ersatz der Drüsenzellen durch Bindegewebe und zu einer (durch die verminderte Zellzahl) einsetzenden Unterfunktion.

Die Hashimoto-Thyreoiditis – auch chronisch lymphozytäre Thyreoiditis – gehört wie der Morbus Basedow zu den Autoimmunkrankheiten.

Symptome

Die Erkrankung beginnt häufig in Zeiten hormoneller Umstellung: Pubertät, nach Schwangerschaften (sogenannte postpartale Thyreoiditis) und zu Beginn der Wechseljahre. Grundsätzlich kann jedoch jedes Lebensalter betroffen sein (auch Kleinkinder und Schulkinder). Frauen sind wesentlich häufiger betroffen als Männer: Häufig trifft es sie in einem Alter zwischen 30 und 50 Jahren. Die Betroffenen haben eine erbliche Veranlagung für die Erkrankung; bei einer hormonellen Umstellung und/oder zusätzlichen auslösenden Faktoren wie Stress, bestimmten Umwelteinflüssen oder Infektionen kann die Erkrankung ausbrechen.

▼ Die Hashimoto-Thyreoiditis beginnt oft in Zeiten hormoneller Umstellung, beispielsweise nach einer Schwangerschaft – sogenannte postpartale Thyreoiditis.

Es gibt zwei Verlaufsformen

Bei der Hashimoto-Thyreoiditis gibt es zwei unterschiedliche Verlaufsformen. Die »klassische« Form (die »eigentliche« Hashimoto-Thyreoiditis), die häufig bei jungen Erwachsenen, Jugendlichen und Kindern auftritt, führt zu einer Vergrößerung der Schilddrüse und zu einer sich zunehmend entwickelnden Unterfunktion.

Die sogenannte atrophische Variante hingegen, die die weitaus häufigste Form darstellt, ist durch eine immer weiter fortschreitende Zerstörung von Schilddrüsengewebe gekennzeichnet. Sie wurde von dem englischen Chirurgen Ord 1887 erstmalig beschrieben. Diese Form ist die häufigste Ursache der erworbenen Schilddrüsenunterfunktion.

Wie zeigt sich eine Hashimoto-Thyreoiditis?
Meist haben die Betroffenen anfangs keine Beschwerden. Zu Beginn kommt es häufig zu einer vorübergehenden Überfunktion (die in den meisten Fällen keine klinischen Symptome hervorruft) durch eine Freisetzung von Schilddrüsenhormonen aufgrund der Zerstörung von Schilddrüsenzellen. Später stellt sich dann eine immer stärker werdende Unterfunktion ein. Nicht selten haben Betroffene zusätzlich noch andere Autoimmunerkrankungen – wie etwa Vitiligo (Weißfleckenkrankheit), Diabetes mellitus (Zuckerkrankheit), perniziöse Anämie (eine Form der Blutarmut), Alopecia areata (bestimmte Form des Haarausfalls), atrophische Gastritis (Magenschleimhautentzündung) oder Zerstörung der Nebennieren, verbunden mit einem Mangel an dem Hormon Kortisol (Addison-Erkrankung).

Wie häufig ist die Krankheit?
Eine umfangreiche, über mehrere Jahre laufende Datenerhebung in den USA (National Health and Nutrition Examination Survey = Nationale Gesundheits- und Ernährungsdatenerhebung) zeigte, dass die Häufigkeit von Antikörpern gegen Schilddrüsengewebe bei der Gesamtbevölkerung bei 12,5 % liegt. Diese Zahl lässt sich sicherlich auch auf Deutschland übertragen. Dies bedeutet, dass bei einer Bevölkerung von 80 Mio. hierzulande über 10 Mio. Menschen Antikörper gegen Schilddrüsengewebe aufweisen.

Frauen sind wesentlich häufiger von der Hashimoto-Thyreoiditis betroffen als Männer.

Wenn man jedoch berücksichtigt, dass die Zahl der betroffenen Männer äußerst gering ist (Anteil ca. 6 %), handelt es sich bei den geschätzten 10 Mio. Betroffenen fast ausschließlich um Frauen, was bedeuten würde, dass ein relativer Anteil von etwa 25 % der Frauen in Deutschland (ca. 10 Mio. in Bezug zu ca. 40 Mio. weibliche Bevölkerung) betroffen ist. Also weist schätzungsweise jede vierte Frau Antikörper gegen Schilddrüsengewebe auf. Das heißt aber nicht ungedingt, dass jede dieser antikörperpositiven Frauen eine Unterfunktion entwi-

Symptome

ckelt, jedoch besteht die potenzielle Gefahr, dass im Verlauf des Lebens eine Unterfunktion eintritt.

> **INFO**
>
> ### Welche Rolle spielt Jod bei der Erkrankungshäufigkeit?
>
> Zwischen einer höheren Jodzufuhr (Aufnahme mit der Nahrung oder medikamentös) und einem häufigeren Auftreten einer Autoimmunthyreoiditis besteht vermutlich ein Zusammenhang. In einer chinesischen Studie (2006) wurde über einen Zeitraum von fünf Jahren untersucht, wie häufig Autoantikörper gegen Schilddrüsengewebe und/oder eine Unterfunktion auftreten. Gleichzeitig wurde überprüft, wie viel Jod (durch das Trinkwasser) zugeführt wurde. Dabei zeigte sich, dass bei einer sehr hohen Jodzufuhr die Zahl der Unterfunktionen und der Autoimmunthyreoiditis deutlich oberhalb des Niveaus der Regionen mit Jodmangel liegt.
>
> In den Gebieten mit mäßiger und hoher Jodzufuhr beträgt die absolute Zahl (kumulative Inzidenz über fünf Jahre) 33 bzw. 25 Personen, in den Gebieten mit mildem Jodmangel nur bei 2. Es wurden ca. 1000 Probanden in jeder Region untersucht.
>
> Wenn man die Zahl der in fünf Jahren an Unterfunktion Erkrankten auf die Bevölkerungszahl 1 Mio. hochrechnet ergeben sich 33.000 bzw. 25.000. Bei einer Bevölkerungszahl von 80 Mio. ergibt sich 25.000 x 80 = 2 Mio. bzw. 33.000 x 80 = 2,6 Mio. – jeweils über 5 Jahre. Teilt man die jeweiligen Zahlen durch 5, ergibt sich eine Erkrankungsziffer (rechnerisch) von 400.000 bzw. 528.000 pro Jahr.
>
> Da die chinesische Studie unter streng kontrollierten Bedingungen mit individuellen Messungen vorgenommen wurde, lassen die Zahlen sich natürlich nicht 1:1 auf Deutschland oder andere westliche Länder mit guter Jodversorgung übertragen. Allerdings zeigt gerade diese kontrollierte Untersuchung, dass bei hoher bis sehr hoher Jodzufuhr die Anzahl der Autoimmunerkrankungen mit Unterfunktion der Schilddrüse höher ist.

Silent-Thyreoiditis

Ganz ohne Schmerzen verläuft eine sehr seltene Form der Schilddrüsenentzündung: die Silent-Thyreoiditis.

Die Silent-Thyreoiditis (auch subakute lymphozytäre Thyreoiditis) ist sehr selten und verläuft völlig ohne Schmerzsymptome (silent = still). Bei einer Gewebeuntersuchung findet man Zeichen einer entzündlichen Veränderung. Allerdings ist sie durch eine oft heftige, plötzlich einsetzende Überfunktion gekennzeichnet. Die Szintigraphie zeigt eine sehr niedrige bis fehlende Aufnahme von Technetium (Radiopharmakon zur Szintigraphie der Schilddrüse). Höchstwahrscheinlich ist diese Erkrankung eine Form der Hashimoto-Thyreoiditis, die nicht chronisch wird.

ZUSAMMENFASSUNG

Entzündungen der Schilddrüse (Thyreoiditiden)

Die Schilddrüsenentzündungen (Thyreoiditiden) umfassen verschiedene Krankheitsbilder, wie etwa virale und bakterielle Infektionen, aber auch Autoimmunerkrankungen.

Akute Thyreoiditis:
Die akute Thyreoiditis ist eine eitrige, sehr schmerzhafte Entzündung der Schilddrüse, hervorgerufen durch Bakterien. Typisch sind starkes, akutes Krankheitsgefühl, Fieber, Schwellung der Halsregion und entzündlich verändertes Gewebe im Ultraschallbild.

Thyreoiditis de Quervain:
Die Thyreoiditis de Quervain wird durch Viren verursacht und tritt meist sehr plötzlich auf (akut). Typisch ist ein starker Druckschmerz, der jedoch von Patient zu Patient variiert und verschieden wahrgenommen wird; oft sind zu Beginn Autoantikörper und Schilddrüsenhormone erhöht. Bei circa 50 % der Patienten bleiben die Antikörper bestehen, sie entwickeln praktisch im Anschluss an die virale Entzündung eine Hashimoto-Thyreoiditis, sodass es im Verlauf oft zu einer Verkleinerung mit Entwicklung einer Unterfunktion kommt. Anfangs ist eine Erhöhung der Schilddrüsenhormone typisch.

Hashimoto-Thyreoiditis:
Die Hashimoto-Thyreoiditis ist eine Autoimmunerkrankung. Anfangs besteht häufig eine erhöhte Schilddrüsenhormonkonzentration, die jedoch nur selten zu Beschwerden führt. Später kommt es in den meisten Fällen zu einer Unterfunktion.

Silent-Thyreoiditis:
Die Silent-Thyreoiditis ist eine plötzlich einsetzende Überfunktion ohne Schmerzsymptome.

Symptome

Schilddrüsentumoren

Ein bösartiger Schilddrüsentumor tritt sehr selten auf: nur etwa 30–50 von einer Million Menschen erkranken jährlich daran.

In der Schilddrüse, wie in jedem anderen Organ auch, können sich bösartige Tumoren bilden. Die Schilddrüse besteht aus verschiedenen Gewebearten (siehe auch S. 15):
- den Schilddrüsenzellen (Thyreozyten),
- den Zellen der Schilddrüsenkapsel,
- Binde- und Stützgewebszellen und
- den C-Zellen, die jedoch von ihrer Funktion her nicht zur Schilddrüse gehören, sondern das Hormon Calcitonin bilden, das im Knochen und der der Calciumproduktion eine Rolle spielt.

In den meisten Fällen entsteht der Tumor aus den Thyreozyten – also den hormonproduzierenden Zellen (siehe Tabelle). Ein kleinerer Teil geht von den C-Zellen aus, ein Viertel dieser selteneren Tumorart beruht auf einer genetischen Mutation (auf Chromosom 10) und tritt familiär gehäuft auf.

Äußerst selten ist das anaplastische Karzinom, welches von epithelialen Zellen ausgeht und eine völlig undifferenzierte Struktur aufweist. Es ist ein äußerst aggressiver Tumor, der rasch zum Tod führt.

Häufigkeit der unterschiedlichen Schilddrüsenkarzinome

Schilddrüsenkarzinome	Tumor ausgehend	relative Häufigkeit
Papilläre Form	von Schilddrüsenzellen	70–80 %
Follikuläre Form	von Schilddrüsenzellen	15–20 %
C-Zellkarzinom	nicht von Schilddrüsenzellen	5–10 %
Anaplastisches Karzinom	nicht von Schilddrüsenzellen	2 %

Wie entsteht ein bösartiger Tumor?

Ein bösartiger Tumor geht meist nur aus wenigen entarteten Zellen hervor. Deshalb gleichen sich auch alle Zellen eines Tumors. Den Anfang machen Veränderungen solcher Gene, die das Wachstum und die Teilung von Zellen regulieren. Dadurch kommt es zum fortwährenden Weiterwachsen der entarteten Zellen. Der Tumor wird immer größer und verdrängt normales Schilddrüsengewebe. Anfangs ernährt sich der Tumor noch aus der Gewebeflüssigkeit, die ihn umgibt. Ab einer bestimmten Größe aber benötigt er Anschluss an Blutgefäße. Das geht so weit, dass sich die Krebsgeschwulst ein eigenes Versorgungsnetz an Blutgefäßen aufbaut.

Beschwerden entstehen erst dann, wenn der Tumor so groß ist, dass er benachbarte Organe einengt.

Dieses zerstörerische Wachstum ist ein Kennzeichen von bösartigen Tumoren. Ein weiteres ist ihr Bestreben, sich im Körper zu verteilen und Tochtergeschwulste – sogenannte Metastasen – zu bilden. Diese Ausbreitung über den eigentlichen Entstehungsort in der Schilddrüse hinaus geschieht sowohl über die Lymphbahnen als auch über Blutgefäße. Metastasen finden sich daher am ehesten in den nahe gelegenen Lymphknoten der Halsweichteile, aber zum Beispiel auch in der Lunge und auch (allerdings selten) im Knochen.

> **ZUSAMMENFASSUNG**
>
> **Tumoren der Schilddrüse**
>
> In der Schilddrüse können sich, wie in jedem anderen Organ, bösartige Tumoren bilden. Meist gehen sie von den Thyreozyten aus; es gibt jedoch auch Tumoren, sogenannte C-Zelltumoren, die von Zellen ausgehen, die den Calciumstoffwechsel regulieren. Wichtig ist es, den Tumor zu entdecken, bevor er in andere Organe gestreut (metastasiert) hat.

Diagnose

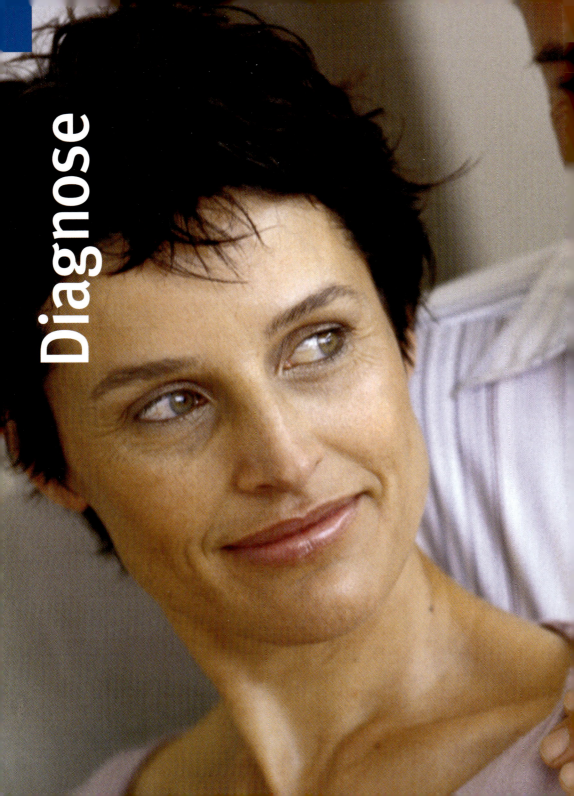

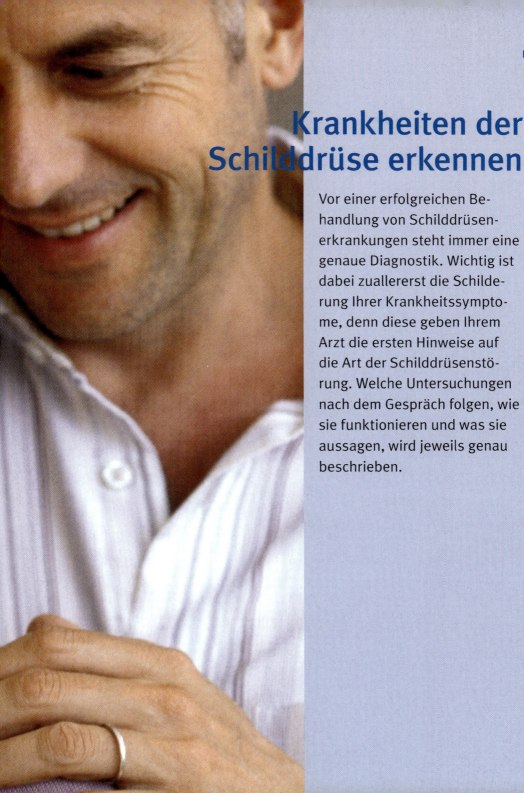

Krankheiten der Schilddrüse erkennen

Vor einer erfolgreichen Behandlung von Schilddrüsenerkrankungen steht immer eine genaue Diagnostik. Wichtig ist dabei zuallererst die Schilderung Ihrer Krankheitssymptome, denn diese geben Ihrem Arzt die ersten Hinweise auf die Art der Schilddrüsenstörung. Welche Untersuchungen nach dem Gespräch folgen, wie sie funktionieren und was sie aussagen, wird jeweils genau beschrieben.

Diagnose

Arztgespräch und körperliche Untersuchungen

Wenn Sie oder Ihr Arzt den Verdacht haben, dass eventuell eine Schilddrüsenerkrankung vorliegt, dann ist Ihre Schilderung der Krankheitszeichen der erste und wichtigste Wegweiser. In einem gemeinsamen Gespräch wird Ihr Arzt Ihnen verschiedene Fragen stellen, die ihm Aufschluss über die bei Ihnen möglicherweise vorliegende Schilddrüsenerkrankung geben – das nennt der Mediziner »Anamnese« (Das Wort Anamnese kommt vom altgriechischen Anamnäsis = Erinnerung).

Vergleichbare Fragen wird Ihr Arzt Ihnen bei Ihrem Besuch auch stellen. Zusätzlich wird er fragen, welche Medikamente Sie einnehmen, da auch einige pharmazeutische Substanzen eine Schilddrüsenerkrankung auslösen können. Außerdem sollten Sie ihm unbedingt mitteilen, wenn Sie schwanger sind, denn das beeinflusst die Wahl der einzusetzenden diagnostischen Verfahren und auch die Möglichkeiten der medikamentösen Therapie. Ganz wichtig ist auch, ob Sie in letzter Zeit Substanzen zu sich genommen oder bekommen haben, die sehr viel Jod enthalten. Darunter fallen beispielsweise Röntgenkontrastmittel oder bestimmte Wunddesinfektionsmittel. Nach dieser umfangreichen Befragung hat Ihr Arzt meist schon einen Verdacht, in welche Richtung Ihre Funktionsstörung geht. Als nächsten Schritt wird er Sie körperlich untersuchen.

▲ Machen Sie sich am besten vor Ihrem Arztbesuch genaue Notizen, welche Krankheitszeichen wann bei Ihnen aufgetreten sind. Nur so gehen Sie sicher, dass Sie nichts vergessen!

Nach dem Gespräch wird Ihr Arzt Sie genau unter die »Lupe« nehmen. Er wird Sie ansehen, abtasten und mit dem Stethoskop abhören. Da Erkrankungen der Schilddrüse sich auf fast alle Organsysteme auswirken, reicht die alleinige Untersuchung der Halsregion nicht aus. Da Herz, Nerven, Haut, Knochen, Muskulatur und Augen Organe sind, die bei Schilddrüsenkrankheiten mitbetroffen sein können, werden auch diese inspiziert und untersucht.

Schließlich sind Laboruntersuchungen unerlässlich. Hierzu gehören die Messung der Schilddrüsenhormone im Blut und auch die Bestimmung eventuell vorhandener schilddrüsenspezifischer Antikörper im Blut, wenn der Verdacht auf eine Autoimmunerkrankung besteht.

Im Folgenden stellen wir Ihnen die einzelnen Untersuchungsmethoden genauer vor.

Sind äußerliche Symptome erkennbar?

Zunächst wird Ihr Arzt eine »visuelle Inspektion« vornehmen. Das heißt: Er sieht sich an, ob bei Ihnen äußere Krankheitszeichen vorhanden sind, die auf eine Schilddrüsenkrankheit hinweisen. Von Interesse ist hierbei vor allem die Halsregion. Liegt eine Schilddrüsenvergrößerung vor, kann dies bereits durch bloßes Hinsehen entdeckt werden. Deutlich werden solche Veränderungen auch, wenn Sie Ihren Kopf ganz weit nach hinten lehnen, sodass sich der Hals vorwölbt.

Bei vielen Patienten kann der Arzt eine Schilddrüsenvergrößerung durch bloßes Hinsehen erkennen. Deutlicher wird es noch, wenn man den Kopf nach hinten lehnt.

Auch Ihre Augen wird sich Ihr Arzt ansehen, denn bei einer bestimmten Form der Schilddrüsenüberfunktion treten die Augen hervor, sie können gerötet und die Lider geschwollen sein. Oft haben die Patienten auch ein Druckgefühl hinter den Augen, vermehrten Tränenfluss, sind lichtempfindlich oder sehen Doppelbilder. Mit den Augenbeschwerden können Kopfschmerzen zusammenhängen.

Diagnose

> **TIPP**
>
> ### Was Sie vor dem Arztbesuch beachten sollten
>
> - Manche Ärzte – so auch unsere Praxis – versenden vor dem Erstbesuch eines Patienten einen Fragebogen. Wenn Sie diesen Fragebogen beim Besuch ausgefüllt mitbringen, kann sich der Arzt, bevor er noch mit Ihnen spricht, bereits ein genaues Bild der Vorgeschichte, der zurückliegenden Erkrankungen, Therapien, Operationen etc. machen. Auch für eine Folgeuntersuchung ist es sinnvoll, dem Patienten einen strukturierten Fragebogen vorab zuzuschicken.
> - Zum Arztbesuch nehmen Sie bitte auch Vorbefunde von anderen Ärzten mit – praktisch ist es, wenn Sie diese bereits auch zeitlich ordnen.
> - Des Weiteren sollten Sie auf bequeme und vor allem im Halsbereich nicht einengende Kleidung achten, damit Ihr Arzt alle wichtigen Untersuchungen problemlos durchführen kann.
> - Nüchtern müssen Sie übrigens nicht sein, wenn Sie zu einer reinen Schilddrüsenuntersuchung kommen.
> - Ist jedoch abgesprochen, dass über die Schilddrüse hinaus noch andere Blutuntersuchungen durchgeführt werden sollen (z. B. Blutfett oder Blutzucker) müssen Sie nüchtern erscheinen, worauf Sie jedoch bei der Terminabsprache hingewiesen werden. Meist wird der Termin daher auf die frühen Morgenstunden gelegt.
> - Vor dem Besuch muss Ihnen auch von Seiten der Praxis mitgeteilt werden, ob Sie Schilddrüsenpräparate, die meistens morgens eingenommen werden, vor dem Besuch einnehmen sollen oder nicht. Dies wird nicht einheitlich gehandhabt. Unsere Praxis z. B. untersucht die Blutwerte immer ohne vorherige morgendliche Einnahme der Schilddrüsenpräparate.

Weitere Hinweise liefert Ihre Haut: Ist sie trocken und schuppig, deutet das auf eine Unterfunktion hin. Warme und feuchte Haut spricht eher für eine Überfunktion.

Krankheitszeichen ertasten

An die Inspektion schließt sich die sogenannte Palpation – das Abtasten – an. Ihr Arzt wird sowohl von vorne als auch von hinten Ihre Halsregion im Bereich der Schilddrüse abtasten (siehe Abb.). Er kann dabei zum Beispiel knotige Veränderungen spüren und eine Vergrößerung feststellen.

Schmerzhaftigkeit der Schilddrüse spricht für eine Entzündung. Ein leichtes Vibrieren der Schilddrüse weist hingegen auf eine starke Überproduktion an Schilddrüsenhormonen – also auf eine Überfunktion – hin. Von Interesse sind außerdem die Lymphknoten in der Halsregion, die beispielsweise bei entzündlichen Veränderungen schmerzhaft und geschwollen sein können oder bei Schilddrüsenkrebs Metastasen enthalten können.

Da Schilddrüsenerkrankungen auch einen Einfluss auf die Herzaktion haben, gibt der sogenannte Pulsstatus Ihrem Arzt wichtige Hinweise. Schlägt das Herz regelmäßig, ist es zu langsam oder zu schnell? Das Fühlen des Pulses gehört daher ebenfalls in die Palette der Untersuchungen bei Schilddrüsenstörungen. Ein zu schneller und/oder unregelmäßiger Puls könnte beispielsweise mit einer Schilddrüsenüberfunktion zu tun haben.

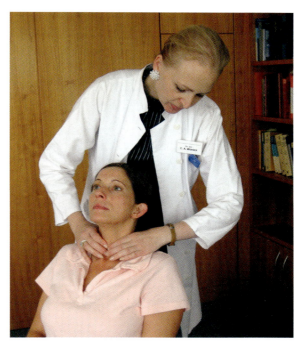

▲ Die körperliche Untersuchung beinhaltet das Abtasten der vorderen Halsregion.

Abhören mit dem Stethoskop

Zum Abschluss der körperlichen Untersuchung wird Ihr Arzt noch einige Bereiche mit dem Stethoskop abhören (auskultieren). Auch bei dieser Untersuchungsform ist die Halsregion vorrangig. Zum Beispiel kann eine vergrößerte Schilddrüse so stark auf die Luftröhre drücken, dass ein regelrechtes Strömungsgeräusch hörbar ist. Ein Pfeifton hingegen legt einen Kropf nahe und ein pulsierendes, schwirrendes Geräusch spricht für das Vorliegen einer Schilddrüsenüberfunktion.

Diagnose

Hat Ihr Arzt den Verdacht auf das Vorliegen einer Schilddrüsenerkrankung, wird er Sie wahrscheinlich an einen Spezialisten überweisen. Es folgen dann eine Reihe weiterer Untersuchungen.

Weiterhin hört Ihr Arzt Ihr Herz ab, um das Ergebnis der Pulsstatus-Untersuchung zu überprüfen. Eine zu schnelle Herzaktion und/oder ein unregelmäßiger Herzschlag spricht für eine Überfunktion, schlägt Ihr Herz sehr langsam, könnte dies mit einer Unterfunktion zu tun haben.

Nach Beendigung der körperlichen Untersuchung hat Ihr Arzt meist schon einen Verdacht, welche Art der Schilddrüsenerkrankung bei Ihnen vorliegen könnte. Es schließen sich jetzt weitere Untersuchungen an, für die Sie in vielen Fällen an eine entsprechend spezialisierte Fachklinik bzw. einen Fachkollegen überwiesen werden. Dies sind zum Beispiel Endokrinologen (Fachärzte, mit Spezialkenntnissen über unser Hormonsystem) sowie Nuklearmediziner (Fachärzte, die sich mit dem Einsatz von radioaktiven Substanzen für Diagnostik und Therapie auskennen).

ZUSAMMENFASSUNG

Anamnese und körperliche Untersuchung

Zu Beginn des Erstgesprächs steht die Befragung (Anamnese), ihr folgt die Inspektion, Palpation und die Auskultation mit dem Stethoskop.

Weitergehende Diagnostik

Üblicherweise schließen sich an die Anamnese und die körperliche Untersuchung zwei weitere relativ einfach durchzuführende diagnostische Maßnahmen an: die Ultraschalluntersuchung (Sonographie) und die Messung von TSH im Blut (schilddrüsenstimulierendes Hormon). Werden hier anormale Ergebnisse festgestellt, kommen weitere Untersuchungen infrage. Hierzu gehören die Messung der Schilddrüsenhormone im Blut, die Szintigraphie und eventuell die Gewebeentnahme per Feinnadelpunktion. Im Folgenden werden zuerst die Labormethoden und danach die apparativen Methoden (Ultraschall, Szintigraphie, Punktion) besprochen.

Durch die Blutuntersuchungen erfährt der Arzt, welchen Funktionszustand Ihre Schilddrüse hat. Wichtigster Parameter ist der TSH-Wert. Dieser kann z.B. als sogenannter Basalwert oder aber auch durch Stimulation mit dem Hypothalamushormon TRH durchgeführt werden. Bei Abweichungen des TSH vom Normwert besteht immer der Verdacht auf eine Funktionsstörung der Schilddrüse, sodass die Blutanalyse erweitert wird.

Äußerst sensitiv: der TSH-Wert

TSH ist das Steuerhormon, das von der Hypophyse (Hirnanhangdrüse) freigesetzt wird und die Schilddrüsenfunktion reguliert. Ist zu wenig Schilddrüsenhormon im Blut, wird vermehrt TSH ins Blut abgegeben und bringt die Schilddrüse dazu, mehr Schilddrüsenhormon auszuschütten. Ist hingegen zu viel Schilddrüsenhormon im Blut, dann sinkt der TSH-Wert und die Schilddrüse gibt weniger Schilddrüsenhormone an das Blut ab. Die Entwicklung von Funktionsstörungen der

> Das TSH reagiert insgesamt sehr sensitiv, z. B. führt ein ganz geringes Absinken der Schilddrüsenhormone bereits zu einem Anstieg von TSH – auch wenn diese noch im Normalbereich liegen.

Diagnose

Schilddrüse sind häufig dynamische Prozesse, d.h. die Veränderung des Regulationsmechanismus und die Schilddrüsenhormonkonzentration werden über einen längeren Zeitraum noch im Normbereich gehalten, aber weichen jedoch schon vom »idealen« Wert ab. Die häufigste Konstellation ist: Die Schilddrüsenhormone sind noch normal, aber die TSH-Konzentration hingegen bereits verändert (nach oben oder nach unten).

> **INFO**
>
> ### Welcher TSH-Wert ist normal?
>
> Zu dieser Frage gibt es leider innerhalb der Ärzteschaft unterschiedliche Auffassungen (siehe auch Tabelle auf der nächsten Seite). Für lange Zeit galt 4,5 mU/l als oberer Grenzwert. (»mU/l« bedeutet Tausendstel Einheit [Unit] pro Liter; international festgelegte, kleinste messbare Menge des Hormons.) Nach einer umfangreichen Datenerhebung einer nationalen Studie in den USA (NHANES = National Health and Nutrition Examination Survey = Nationale Gesundheits- und Ernährungsuntersuchung – statistische Erhebung) empfahl die amerikanische Fachgesellschaft für Klinische Endokrinologie, den oberen TSH-Wert auf 2,5 mU/l abzusenken. Dieser Empfehlung sind die beiden anderen US-amerikanischen Fachgesellschaften (American Thyroid Association und The Endocrine Society) jedoch nicht gefolgt; schließlich haben alle drei Fachgesellschaften den Wert von 4,5 mU/l beibehalten.
>
> In der genannten Studie hatte sich gezeigt, dass der mittlere TSH-Wert bei Gesunden bei ziemlich genau 1,4 mU/l liegt. Unsere Praxis verwendet als oberen Referenzwert den Wert von 2,0–2,5 mU/l. Es gibt jedoch viele Labors in Deutschland, die weiter den oberen Referenzwert bei 4–4,5 mU/l ansetzen.

Da verschiedene Medikamente (z.B. Psychopharmaka und Kortison) und auch Erkrankungen sowie Mangelernährung zu niedrige oder zu hohe TSH-Spiegel mit sich bringen können, ist es äußerst wichtig, dass Sie Ihrem Arzt über diese Punkte genau Auskunft geben.

Messung der Schilddrüsenhormone

Neben der Bestimmung des TSH-Wertes kommt der Messung der beiden Schilddrüsenhormone fT_3 und fT_4 große Bedeutung zu (Normalwerte und Bedeutung veränderter Werte siehe Tabelle).

Da die Schilddrüsenhormone nahezu alle anderen Körperzellen beeinflussen, geben oft auch Untersuchungen Aufschluss, die so auf den ersten Blick gar nichts mit der Schilddrüse zu tun haben. Zum Beispiel stehen auch der Knochenstoffwech-

»Neue« und »alte« Grenzwerte für TSH und Beispiele für Referenzwerte von fT_3 und fT_4

Parameter	gemessene Werte	Bedeutung
TSH »alt«	0,3–4,0 mU/l	Normalbereich
	Wert unter 0,3 mU/l	Verdacht auf eine Schilddrüsenüberfunktion
	Wert über 4,0 mU/l	Verdacht auf eine Schilddrüsenunterfunktion
TSH (eigene Praxis)	0,5–2,5 mU/l	Normalbereich
	Wert unter 0,5 mU/l	Verdacht auf eine Schilddrüsenüberfunktion
	Wert über 2,5 mU/l	Verdacht auf eine Schilddrüsenunterfunktion
fT_4*	0,8–1,8 ng/dl	Normalbereich. Wahrscheinlich normale Schilddrüsenfunktion – beginnende leichte Über- oder Unterfunktion möglich
	Wert unter 0,8 ng/dl	Schilddrüsenunterfunktion
	Wert über 1,8 ng/dl	Schilddrüsenüberfunktion
fT_3*	2,0–4,4 pg/ml	Normalbereich. Wahrscheinlich normale Schilddrüsenfunktion – beginnende leichte Über- oder Unterfunktion möglich
	Wert unter 2,0 pg/ml	erniedrigte Transportproteine, schwere Nicht-Schilddrüsen-Krankheiten, Verminderung der Umwandlung von T_4
	Wert über 4,4 pg/ml	Schilddrüsenüberfunktion

* Die Angaben sind Richtwerte und beziehen sich auf die für Erwachsene gültigen Werte. Sie unterscheiden sich bei verschiedenen Testverfahren. Die Werte können nur als Anhaltspunkte gelten.

Diagnose

sel, andere Hormonsysteme (Sexualhormone, Insulin, Nebennierenrindenhormone) und der Fettstoffwechsel in Beziehung zu den Schilddrüsenhormonen. So begünstigen zum Beispiel hoch dosierte Schilddrüsenhormon-Präparate oder eine Schilddrüsenüberfunktion einen Knochenschwund (Osteoporose).

Bestimmung von Autoantikörpern im Blut

Autoantikörper werden vom Körper selbst hergestellt und sind gegen körpereigenes Gewebe gerichtet.

Wenn der Verdacht auf eine Autoimmunerkrankung – wie Morbus Basedow oder Hashimoto-Thyreoiditis) – besteht, kann der Nachweis entsprechender Autoantikörper im Blut die Diagnose erhärten. (Auf die Frage wie und warum es zu diesen Autoimmunerkrankungen kommen kann, geht das Ursachen-Kapitel [S. 87] näher ein.)

Morbus Basedow

Für die Diagnose Morbus Basedow ist der Nachweis von Antikörpern gegen den TSH-Rezeptor charakteristisch (TSH-R-AK; wobei die Abkürzung für TSH-Rezeptor-Antikörper steht). Der Normalwert der TSH-R-AK liegt unter 1 U/l (Einheiten [Units] pro Liter). Weitere Autoantikörper können ebenfalls erhöht sein:
- Autoantikörper gegen das Enzym Schilddrüsenperoxidase (TPO-AK; der Normbereich ist vom Testsystem abhängig) und
- Autoantikörper gegen das Speichereiweiß für Schilddrüsenhormone – das Thyreoglobulin – (Tg-AK; der Normbereich ist vom Testsystem abhängig).

Hashimoto-Thyreoiditis

Bei der Hashimoto-Thyreoiditis werden erhöhte Werte folgender Autoantikörper nachgewiesen:

- Autoantikörper gegen das Enzym Schilddrüsenperoxidase (TPO-AK; der Normbereich ist vom Testsystem abhängig) und
- Autoantikörper gegen das Speichereiweiß für Schilddrüsenhormone – das Thyreoglobulin – (Tg-AK; der Normbereich ist vom Testsystem abhängig).

Schilddrüsentumormarker

Tumormarker sind Substanzen, mit deren Hilfe man erkennen kann, ob ein bösartiger Tumor im Körper vorhanden ist. Meist handelt es sich dabei um Stoffe, die nur von einer Tumorart abgegeben werden oder aber um eine Substanz, die von einem Tumor im Übermaß produziert und ins Blut entlassen wird. Bei bösartigen Schilddrüsentumoren kommen hierfür Thyreoglobulin und Calcitonin (das Hormon der im Schilddrüsengewebe liegenden C-Zellen) infrage.

Tumormarker können auf das Vorhandensein eines Tumors im Körper hinweisen. Oft können sie sinnvoll nach der Entfernung eines Tumors eingesetzt werden, um zu überprüfen, ob die Behandlung erfolgreich war.

- Eine Erhöhung von Calcitonin weist auf das Vorliegen eines bösartigen C-Zell-Tumors hin.
- Beim Thyreoglobulin ist zu beachten, dass es auch im Blut von nicht Tumorerkrankten häufig erhöht ist (z. B. bei kalten und auch heißen Knoten). Als Tumormarker kann es daher nur sinnvoll eingesetzt werden, wenn die gesamte Schilddrüse bereits operativ entfernt wurde. Dann bedeutet ein Ansteigen des Tumormarkers ein Wiederkehren des Tumors oder die Ausbreitung des Tumors (Metastasen).

Wann ist ein Gentest sinnvoll?

Einige Schilddrüsenkrankheiten werden durch Veränderungen unserer Gene hervorgerufen. Hierunter fallen Störungen der Schilddrüsenhormonsynthese oder der Hormonspeicherung mit den Folgen einer Unterfunktion. Der Nachweis von Genveränderungen bei diesen Erkrankungen hat aber keine Auswirkung auf die Behandlung und ist daher von rein wissenschaftlichem Interesse.

Diagnose

Eine Ausnahme machen hier zwei Formen des Schilddrüsenkrebses: Das familiäre medulläre Schilddrüsenkarzinom (FMTC) und die multiple endokrine Neoplasie (MEN 2). Diese Erkrankungen kommen familiär gehäuft vor. Ist bei einem Familienmitglied die Diagnose eines solchen Tumors gesichert, sollten alle anderen Familienmitglieder ihre Gene untersuchen lassen. Eine positive Diagnose ermöglicht nämlich eine wirkungsvolle Vorbeugung (operative Entfernung der gesamten Schilddrüse und Ersatz der Schilddrüsenhormone durch Tabletten).

Ultraschalluntersuchung (Sonographie)

Die Ultraschalluntersuchung setzt als diagnostisches Mittel Schallwellen ein. Schallwellen in einem bestimmten Frequenzbereich können wir hören – das sind sozusagen die Töne, die unser Ohr empfängt. Die bei der Ultraschalluntersuchung eingesetzten Schallwellen liegen in der Frequenz über unserem Hörvermögen (Das menschliche Gehör kann Schallwellen zwischen 20 Hertz und 20 Kilohertz wahrnehmen. Ultraschall beginnt demzufolge bei 20 Kilohertz. Moderne Ultraschallgeräte für die Schilddrüsendiagnostik haben eine Frequenz von 13 Megahertz [13.000 Kilohertz], das ist 750-mal so hoch wie die höchste vom Menschen wahrnehmbare Frequenz.)

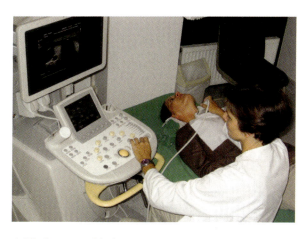

▲ Die Sonographie ist eine Untersuchungsmethode, die keine Nebenwirkungen hat. Sie wird daher bevorzugt vor allen anderen diagnostischen Methoden eingesetzt.

Bei der Ultraschalldiagnostik (auch Sonographie) werden die Schallwellen von einem Schallkopf ausgesandt (siehe Abb.). Sie treffen auf Organe und andere Gewebestrukturen und werden deshalb in unterschiedlicher Stärke wieder reflek-

Weitergehende Diagnostik

tiert (also zurückgeschickt) – ähnlich wie die Lichtstrahlen, die auf einen Spiegel treffen. Die zurückgeworfenen Schallwellen werden wiederum von dem Schallkopf aufgenommen und geben so ein Bild der beschallten Körperbereiche.

Ultraschall ist übrigens für den Körper vollkommen ungefährlich. Nebenwirkungen gibt es daher bei dieser Methode auch bei häufiger Anwendung nicht. Die Ultraschalluntersuchung wird daher immer vor weitergehenden apparativen Untersuchungen (z. B. die Szintigraphie) eingesetzt. Nicht möglich ist es allerdings, mithilfe der Ultraschalluntersuchung allein bereits eine definitive Diagnose zu stellen.

Wie läuft eine Sonographie ab?

Die Schilddrüse liegt direkt unter der Haut, weshalb sie für eine Ultraschalluntersuchung sehr gut geeignet ist. Noch besser darstellbar wird dieses kleine Organ, wenn Sie Ihren Hals bei der Untersuchung etwas überstrecken. Hierfür bekommen Sie eine Nackenrolle untergelegt. Zur besseren Übertragung der Schallwellen wird ein wenig Kontaktgel auf Ihre Haut aufgetragen. Mit dem Schallkopf kann dann die gesamte Halsregion abgefahren werden – und zwar so, dass Quer- und Längsschnittbilder erzeugt werden.

> Da die Schilddrüse direkt unter der Haut liegt, ist sie für eine Ultraschalluntersuchung sehr gut geeignet.

Interpretation der Ultraschallbilder

Mit dieser Methode sind Form und Größe oder Volumen (siehe Tabelle S. 7) sowie die Gewebestruktur der Schilddrüse gut feststellbar. Dabei kann gesundes von verändertem Schilddrüsengewebe leicht unterschieden werden. Mit modernen Geräten lassen sich Veränderungen bis zu einer Größe von 1 mm nachweisen. Diese Unterscheidung ist möglich, weil der Ultraschall von verschiedenen Gewebearten in unterschiedlicher Art und Weise reflektiert wird. Je stärker die Ultraschallwellen von einem Gewebe zurückgeworfen werden, desto heller erscheint es im Ultraschallbild (siehe Abb.), was

Diagnose

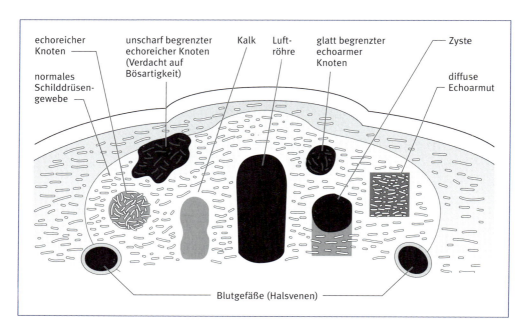

▲ Bei der Sonographie werden die Ultraschallwellen von verschiedenen Geweben unterschiedlich reflektiert. So erscheinen die flüssigkeitsgefüllten Zysten zum Beispiel dunkel und echoreiche Knoten hell.

dann in der Fachsprache echoreich heißt (viele Wellen werden reflektiert – weiß im Bild). Als echoarm werden hingegen Bezirke bezeichnet, die wenige Wellen zurückwerfen (dunkle Bereiche im Ultraschallbild), echofreie Areale reflektieren die Ultraschallwellen überhaupt nicht (schwarzes Ultraschallbild). So sind beispielsweise Flüssigkeiten im Ultraschallbild schwarz und dichte Strukturen wie etwa Knochen fast weiß. Ein Beispiel: Schilddrüsenzysten sind flüssigkeitsgefüllte Hohlräume und werden daher bei der Ultraschalluntersuchung als schwarze, umgrenzte, runde Bezirke sichtbar.

Was misst und beurteilt der Arzt bei der Sonographie?

- Größe/Volumen der Schilddrüse (wird in ml angegeben und entspricht dem Gewicht in g): Der Normwert der Größe ist abhängig von Alter und Geschlecht (siehe folgende Tabelle).

Volumen der Schilddrüse

Altersgruppe	Volumen in ml (Obergrenze)
Neugeborene	1,5–2
1- bis 2-Jährige	2–3
3- bis 4-Jährige	3
5- bis 6-Jährige	4
7- bis 10-Jährige	6
11- bis 12-Jährige	7
13- bis 14-Jährige	8–10
15- bis 18-Jährige	15
erwachsene Frauen	18
erwachsene Männer	25

Werte, die über der altersabhängigen Obergrenze liegen, bedeuten eine Vergrößerung der Schilddrüse.

- Gewebestruktur der Schilddrüse: Normales Schilddrüsengewebe zeigt eine einheitliche Gewebestruktur (homogen). Darüber hinaus wird geprüft, ob die Schilddrüse die Ultraschallwellen normal reflektiert (echonormal). Wie sich krankhafte Veränderungen im Vergleich zu einer gesunden Schilddrüse im Ultraschallbild zeigen, erfahren Sie in der Tabelle auf S. 72.
- Bei festgestellten Veränderungen, wie etwa Zysten oder Knoten, muss für weitere Untersuchungen die genaue Lage dokumentiert werden. Die Schilddrüse wird daher in drei Ebenen mit dem Ultraschall untersucht. Ausdrucke der Ultraschallbilder erleichtern die spätere Zuordnung, beispielsweise zu Befunden, die bei der Szintigraphie erhoben werden.

Die Ultraschalluntersuchung gibt oft bereits sehr genaue Hinweise, welche Schilddrüsenerkrankung vorliegt. Zur Sicherung der Diagnose schließen sich allerdings immer noch weitere Untersuchungen an.

Diagnose

Befunde bei der Ultraschalluntersuchung und die mögliche Diagnose

Befund	Bedeutung
normales Gewebe	Sehr wahrscheinlich keine Schilddrüsenkrankheit. Eventuell Autoimmunerkrankung oder eine bestimmte Form der Schilddrüsenautonomie. Ist die Schilddrüse vergrößert, liegt ein Kropf vor.
echoarmes Gewebe	wahrscheinlich Autoimmunkrankheit (zum Beispiel Morbus Basedow oder Hashimoto-Thyreoiditis)
abgegrenzte echoarme Bezirke	Schilddrüsenentzündung, gut- bzw. bösartige Tumoren
echoreiche Veränderung	Knoten (szintigraphisch heiß oder kalt)
echofreie Bezirke	Zysten

Dopplersonographie

Eine Sonderform der Ultraschalluntersuchung ist die sogenannte »farbcodierte Dopplersonographie«, mit der es möglich ist, Bezirke mit stärkerer oder schwächerer Durchblutung zu identifizieren. Diese erscheinen dann in Farben, die Codierung erfolgt über: »blau« = geringere Durchblutung, »rot« = starke Durchblutung. Zum Beispiel liegt beim Morbus Basedow im aktiven Stadium eine sehr starke Durchblutung des gesamten Schilddrüsengewebes vor. Autonome, also selbstständig arbeitende Schilddrüsenbereiche, haben oft einen intensiver durchbluteten Randsaum.

Szintigraphie: Untersuchung mit Radioaktivität

Eine Szintigraphie (sprich: Szintigrafie – mit scharfem »s«) ist eine diagnostische Methode, die die Aufnahme von Jod in die Schilddrüse sowie die Verteilung des Jods in ihr anzeigt. Allerdings wird nicht radioaktives Jod verwendet, sondern eine sehr schwach strahlende Substanz, die sich von der Aufnahme in die Schilddrüse genauso verhält wie Jod (Technetium-99m).

Mit dieser Methode kann festgestellt werden, ob die Schilddrüse normal funktioniert, oder ob sie überaktive bzw. weniger aktive Bezirke aufweist. Bei der Szintigraphie wird eine radioaktive Substanz eingesetzt – die Dosis ist jedoch so gering, dass es keine schädlichen Auswirkungen gibt. Die Strahlenbelastung bei einer Schilddrüsenszintigraphie liegt nämlich unter der Belastung, der wir tagtäglich ausgesetzt sind. Trotzdem wird diese Untersuchung vorsichtshalber bei Schwangeren und Stillenden nicht durchgeführt, bei Kindern nur dann, wenn im Ultraschall zuvor eine knotige Veränderung festgestellt wurde.

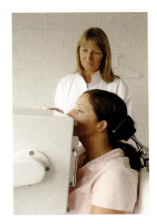

▲ Durchführung einer Szintigraphie.

Schilddrüsenzellen sind »gierig« nach Jod

Das Prinzip der szintigraphischen Untersuchung der Schilddrüse beruht darauf, dass Schilddrüsenzellen Jod aktiv aus dem Blut aufnehmen. Schilddrüsenzellen sind die einzigen Körperzellen, die diesen Prozess aktiv vornehmen können. Bis

> **INFO**
>
> ### Radioaktivität bei der Szintigraphie
>
> Prinzipiell können bei der Schilddrüsenszintigraphie drei verschiedene radioaktive Substanzen eingesetzt werden: Nämlich Jod-123, Jod-131 und Technetium-99m. Seit vielen Jahren wird Technetium bevorzugt, da es einerseits eine für die Szintigraphie gut geeignete Strahlung, nämlich die Gamma-Strahlung, abgibt und darüber hinaus eine sehr geringe Halbwertszeit hat. Das heißt, dass sich die Radioaktivität wesentlich schneller verringert als bei den radioaktiven Jodformen. Bereits nach sechs Stunden beträgt die Radioaktivität von Tc-99-m nur noch die Hälfte des ursprünglichen Wertes.
>
> Zum Vergleich: Bei Jod-123 ist erst nach dreizehn Stunden die Hälfte der ursprünglichen Strahlung erreicht. Der Vorteil des Jod-123: Die Schilddrüse nimmt es zu einem viel höheren Grad auf, wodurch insgesamt eine bessere Darstellung der Schilddrüse ermöglicht wird. Der große Nachteil: Seine Herstellung ist teuer, und es kann nicht gelagert werden. Jod-123 muss am Tag der geplanten Untersuchung extra geliefert werden. Der Einsatz des Jod-123 liegt heute in der Diagnostik des sogenannten ektopen (außerhalb der Schilddrüsenregion vermuteten) Gewebes.
>
> Jod-131 wird heute nur noch im Rahmen der Radiojodtherapie eingesetzt.

Diagnose

in die sechziger Jahre des vergangenen Jahrhunderts wurde die Szintigraphie der Schilddrüse tatsächlich mit Jodisotopen (radioaktivem Jod) durchgeführt. Da jedoch die Strahlenbelastung relativ hoch war, wurde nach Substanzen gesucht, die ähnliche Eigenschaften wie Jod aufweisen. So wurde Mitte der sechziger Jahre das Isotop Tc-99-m, eingeführt, welches ähnlich wie Jod von den Schilddrüsenzellen aufgenommen wird. Der Vorteil dieses Isotops ist, dass die Strahlenexposition um ein Vielfaches geringer ist bei annähernd gleicher Bildqualität wie bei der Verwendung von Jodisotopen. Jod wird heute ausschließlich im Rahmen der Therapie von gut- oder bösartigen Schilddrüsenerkrankungen verwendet.

Der gesamte Prozess der Jod- oder Technetium-Aufnahme und Speicherung durch die Schilddrüse wird auch als »Uptake« bezeichnet. Ein hoher Uptake-Wert bedeutet, dass die Schilddrüse viel Jod oder Technetium (Tc-99-m-Uptake-Wert, auch TcU) aufnimmt.

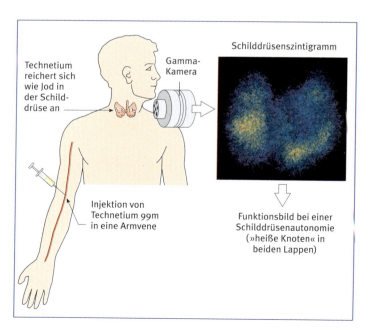

▶ Bei der Szintigraphie werden die radioaktiven Strahlen des in der Schilddrüse angereicherten Technetiums mit einer Gamma-Kamera aufgezeichnet.

Warum radioaktiv?

Radioaktive Materialien und Substanzen geben Strahlung ab (Gamma- und Beta-Strahlen). Die Gamma-Strahlung ist es, die mit einer speziellen Kamera – der Gamma-Kamera – aufgezeichnet werden kann (siehe Abb.).

Je nach Intensität der Strahlung gibt es gelbe, rote, grüne oder blaue Bezirke. Die Farben Gelb und Rot heißen: Hier hat die Schilddrüse sehr viel radioaktive Testsubstanz eingelagert, Grün und Blau zeigen hingegen eine schwache Anreicherung an. Über die farbliche Anzeige hinaus berechnet ein Computer, wie hoch die prozentuale Anreicherung von Jod oder Technetium tatsächlich ist. Hiermit erhält Ihr Arzt eine exakte Beurteilung der Schilddrüsenfunktion.

Das Szintigramm sagt daher Ihrem Arzt, ob Ihre Schilddrüse normal funktioniert, ob Bereiche mit geringer Funktion (kalte Knoten) oder Bezirke mit Überfunktionen (heiße Knoten) vorliegen (siehe Abbildungen auf S. 77).

So wird untersucht

Für die Szintigraphie muss die radioaktive Testsubstanz in eine Vene injiziert werden. Nach etwa 20 Minuten ist der Tc-99-m-Uptake in der Schilddrüse am höchsten – dies ist daher der optimale Untersuchungszeitpunkt. Die Untersuchung findet im Sitzen oder Liegen statt. Insgesamt dauert die Aufzeichnung an der Gamma-Kamera etwa 5 Minuten. Die mögliche Interpretation der Werte stellt die folgende Tabelle dar.

Eine Szintigraphie ermöglicht dem Arzt eine genaue Beurteilung Ihrer Schilddrüsenfunktion.

Wann wird eine Szintigraphie durchgeführt?

Nach der neuen Strahlenschutzverordnung aus dem Jahr 2005 muss für die Durchführung einer Szintigraphie eine sogenannte rechtfertigende Indikation vorliegen. Rechtfertigende Indikation bedeutet, es muss ein plausibler Grund vorliegen, der die Verabreichung einer (wenn auch geringen Menge) Ra-

Diagnose

Was bedeuten die Technetium-99-m-Aufnahme-Werte (Tc-99-m-Uptake)?

Tc-99-m-Uptake	mögliche Bedeutung
Uptake-Wert unterhalb des Normalbereichs < 0,5%	■ Sie haben in den Wochen vor der Untersuchung viel Jod zu sich genommen (z. B. in Form von jodhaltigen Röntgenkontrastmitteln oder jodhaltigen Medikamenten). ■ Sie haben mehrfach jodhaltige Desinfektionsmittel benutzt. ■ Sie werden mit Schilddrüsenhormonen behandelt. ■ Bei Ihnen liegt eine Schilddrüsenerkrankung wie die Autoimmunthyreoiditis oder die subakute Thyreoiditis de Quervain vor.
0,5–1%	■ Normalbereich
Uptake über dem Normalbereich 2–8%	■ Diese Werte können bei Jodmangel und bei Vorliegen eines Kropfes, aber noch normaler Schilddrüsenhormonkonzentration auftreten. ■ Bei Ihnen liegt eine Schilddrüsenüberfunktion vor. ■ Sie leiden unter Jodmangel (da dann die Schilddrüse versucht, möglichst viel Jod aufzunehmen und zu speichern). ■ Sie erhalten Thyreostatika (Schilddrüsenblocker).
Werte über 8%	■ Bei Ihnen liegt eine Basedow-Erkrankung vor.

dioaktivität rechtfertigt. Folgende Gründe für die Durchführung einer Schilddrüsen-Szintigraphie können vorliegen:
■ Erstuntersuchung (Ausgangsbefund)
■ Knoten
■ Verdacht auf Hyperthyreose
■ bei Autoimmunthyreoiditis: Differenzierung zwischen Knoten und Infiltration
■ postoperative Untersuchung
■ Zustand vor Radiojodtherapie
■ Zustand nach Radiojodtherapie
■ vor Operationen
■ nach Operationen

Weitergehende Diagnostik

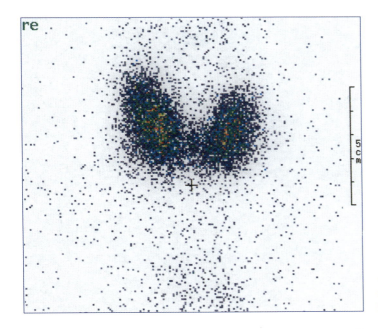

◀ Szintigramm einer gesunden Schilddrüse ohne krankhaften Befund.

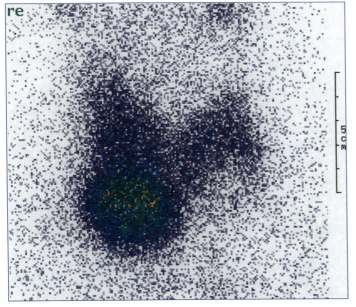

◀ Szintigramm eines Patienten mit einem großen »heißen« Knoten im rechten Schilddrüsenlappen (im Bild auf der linken Seite) und einem kalten Knoten im linken Schilddrüsenlappen (im Bild auf der rechten Seite).

Diagnose

Wann wird Jod-131 eingesetzt

Jod-131 (= Radiojod) wird zur Bildgebung nur noch bei bösartigen Schilddrüsenerkrankungen eingesetzt. Hierzu gehört die sogenannte Ganzkörperszintigraphie. Wie der Name sagt, wird dabei die Anreicherung von radioaktivem Jod im ganzen Körper festgestellt. Diese Untersuchung ist dann sinnvoll, wenn ein bösartiger Tumor der Schilddrüse vorgelegen hat. In diesem Fall wird vor sowie nach der Radiojodtherapie untersucht, ob bereits Absiedlungen in anderen Körperbereichen vorliegen (sogenannte Metastasen).

Eine weitere Anwendung von Jod-131 ist der Radiojodtest. Vor einer Radiojodbehandlung einer gutartigen Schilddrüsenerkrankung muss die richtige Dosis anhand der tatsächlich von der Schilddrüse aufgenommenen Jod-131-Testmenge ermittelt werden.

Die Suppressions-Szintigraphie zeigt, ob »heiße Knoten« vorhanden sind

Eine nur noch selten durchgeführte Untersuchungsmethode stellt die sogenannte Suppressions-Szintigraphie dar. Hierbei wird die Produktion des körpereigenen Hormons TSH künstlich reduziert.

Kurz zur Erinnerung: TSH kurbelt die Produktion der Schilddrüsenhormone an und führt zusätzlich zu einer vermehrten Aufnahme und Speicherung von Jod.

Eine stark minimierte TSH-Freisetzung wird durch die Einnahme von hoch dosierten Schilddrüsenhormonpräparaten über zwei Wochen erreicht. Bei einer normalen Schilddrüsenfunktion kommt es in der Folge zu einem Absinken der Schilddrüsentätigkeit. Das äußert sich in einer geringen Aufnahme und Speicherung von Jod. Arbeitet die Schilddrüse allerdings bereits auch ohne dass sie ein Signal von »oben« bekommt, liegt also eine Schilddrüsenautonomie vor, ändert sich die Aufnahme und Speicherung von Jod nicht.

Mit einer Tc-99-m-Szintigraphie kann durch vorherige Unterdrückung von TSH daher sehr eindeutig herausgefunden werden, ob ein selbstständig arbeitender Knoten (Schilddrüsenautonomie, »heißer« Knoten) vorhanden ist.

Feinnadelpunktion

Einige Schilddrüsenerkrankungen erfordern, dass die Schilddrüse mit einer Nadel punktiert werden muss. Dabei wird Flüssigkeit oder Gewebe entnommen – je nach vorliegender Veränderung. Eine Gewebeprobe aus der Schilddrüse wird beispielsweise dann entnommen und unter dem Mikroskop untersucht, wenn knotige oder knotenartige Veränderungen vorliegen. Bösartige Befunde sind zwar selten, aber letztendliche Klarheit bringt oft nur die Untersuchung per Mikroskop. Ein weiterer Grund für eine Punktion kann eine große Zyste sein, also ein mit Flüssigkeit gefüllter Hohlraum. Durch eine Punktion kann die Flüssigkeit aus der Zyste entfernt werden – so kommt es zu einer Entlastung des umliegenden Gewebes.

Mit der Feinnadelpunktion kann eine kleine Gewebeprobe entnommen oder eine flüssigkeitsgefüllte Zyste punktiert werden.

Die für die Punktion eingesetzten Nadeln sind so dünn, dass Sie bei dieser Prozedur nur sehr wenig merken werden. Außerdem wird die Einstichstelle mit einem Gel (= Lokalanästhetikum) betäubt. Die dünne Nadel wird genau da eingeführt, wo bei den vorhergehenden Untersuchungen (Ultraschall und eventuell zusätzlich eine Szintigraphie) Veränderungen festgestellt wurden. Die Punktion wird immer unter Ultraschallsicht durchgeführt.

Wann ist eine Punktion sinnvoll?

Eine Feinnadelpunktion der Schilddrüse wird durchgeführt, wenn:

- Knoten in Ihrer Schilddrüse vorliegen und abgeklärt werden muss, ob diese bösartig sind. Es werden nur solche Knoten abgeklärt, die größer als ein Zentimeter sind. Bei

Diagnose

▶ Mit einer Feinnadelpunktion können Gewebe und Flüssigkeit aus der Schilddrüse bzw. veränderten Schilddrüsenbereichen entnommen werden. Sinnvoll ist dieser Eingriff zum Beispiel bei Knoten oder Zysten.

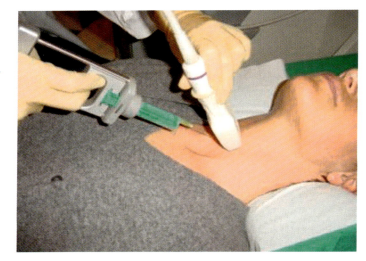

▶ Das entnommene Gewebe wird angefärbt und auf Veränderungen unter dem Mikroskop untersucht. Hier eine mikroskopische Aufnahme eines papillären Schilddrüsenkarzinoms. (Die Abbildung wurde freundlicherweise von Priv.-Doz. Dr. med. B. Hemmerlein, Zentrum Pathologie, Universitätsmedizin Göttingen, zur Verfügung gestellt).

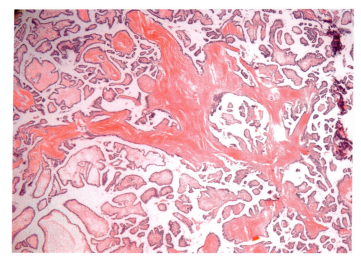

der Punktion wird Zellmaterial aus dem veränderten Gewebe entnommen und unter dem Mikroskop untersucht. Die Methode nennen Mediziner Feinnadelbiopsie. Bei Vorliegen eines Tumors weisen die entnommenen Zellen eindeutige Veränderungen auf (Abb.).

Weitergehende Diagnostik

- Bei Ihnen ein bösartiger Schilddrüsentumor (Karzinom) vorhanden war und auch bereits behandelt wurde. Treten erneut Knoten auf, muss untersucht werden, ob der Tumor erneut gewachsen ist (Tumorrezidiv).
- Große Schilddrüsenzysten vorliegen. Bei der Punktion wird die Zystenflüssigkeit entfernt. Als Folge lässt der Druck auf das umliegende Gewebe, der schmerzhaft sein kann und auch zur Zerstörung von gesundem Schilddrüsengewebe führen kann, nach.
- Eine eitrige Schilddrüsenentzündung vorhanden ist. Die eitrige Flüssigkeit wird dann entfernt und im Labor auf das Vorhandensein von Bakterien untersucht.
- Eine Unterscheidung bestimmter Formen entzündlicher/autoimmuner Schilddrüsenkrankheiten vorgenommen werden muss. Die Punktion und Entnahme von Gewebe mit anschließender Untersuchung (Biopsie) ist dann für die Stellung der richtigen Diagnose erforderlich.

Seltene Untersuchungen

Neben den bisher besprochenen Untersuchungen kann Ihr Arzt noch weitere Verfahren einsetzen. Hierzu gehören: das Röntgen der Lungen, die Computertomographie und die Achillessehnenreflexzeit. Manchmal ist es auch notwendig, dass andere Organe zusätzlich untersucht werden müssen, wie etwa die Augen oder das Herz. Hier ein kurzer Überblick.

Röntgenuntersuchung
Auf einem Röntgenbild des Hals- und Brustbereichs kann man erkennen, ob die Schilddrüse andere Organe, wie die Speiseröhre oder die Luftröhre, einengt oder verdrängt.

Diagnose

Computer- und Kernspintomographie

Da sowohl die Computertomographie (CT) als auch die Kernspintomographie teure und aufwändige Verfahren darstellen, und das CT außerdem eine hohe Strahlenbelastung bedeutet, werden sie nicht routinemäßig eingesetzt, sondern nur bei bestimmten Fragestellungen:

- Verdacht auf Vergrößerung der Nebenschilddrüsen,
- Hinweise, dass Schilddrüsenanteile hinter der Luftröhre oder innerhalb des Brustkorbes liegen.

Hierfür reicht die Ultraschalluntersuchung nicht aus.

Ist beim Morbus Basedow das Auge mitbetroffen, muss Ihr Arzt sichergehen, dass die Augenveränderungen nicht eventuell andere Ursachen haben. Hierfür eignen sich die Ultraschalluntersuchung und die Kernspintomographie.

Positronenemissionstomographie (PET)

Dieses (in der Routinediagnostik) relativ neue Verfahren wird eingesetzt, wenn bei bösartigen Schilddrüsentumoren keine Jodspeicherung in Metastasen vorhanden ist oder wenn der Verdacht auf ein lokales Rezidiv des Tumors besteht, welches noch keine ausreichende Menge Jod aufnimmt. Die PET ist ein aufwändiges und teures Untersuchungsverfahren.

ZUSAMMENFASSUNG

Diagnostik: Das Wichtigste in Kürze

Die richtige Diagnose ist auch bei Schilddrüsenerkrankungen die Voraussetzung für eine wirksame Behandlung. Für eine erste Einschätzung wird Ihr Arzt bei Ihnen eine Anamnese (Befragung) sowie eine körperliche Untersuchung durchführen. Bei Verdacht auf eine Schilddrüsenerkrankung schließen sich weitere Untersuchungen an. Dies sind die Ultraschalluntersuchung, die Szintigraphie, die Punktion sowie die Laboruntersuchungen. In seltenen Fällen kommt noch das Röntgen, eine CT oder auch eine PET dazu.

- Bei der Ultraschalluntersuchung können die Größe, die Lage und auch strukturelle Veränderungen der Schilddrüse erfasst werden.
- Die Szintigraphie hingegen erstellt ein genaues Funktionsabbild des Schilddrüsengewebes – so können Bezirke mir einer stärkeren oder schwächeren Aktivität entlarvt werden.
- Möchte Ihr Arzt bestimmte veränderte Gewebebezirke genauer untersuchen, dann kann mittels Feinnadelpunktion eine Probe des Schilddrüsengewebes entnommen und mikroskopisch untersucht werden.
- Eine Beurteilung des Funktionszustandes erhält Ihr Arzt durch die Bestimmung von Schilddrüsenhormonen (fT_4, fT_3) sowie dem Steuerhormon TSH aus Ihrem Blut.
- Liegt der Verdacht auf eine Autoimmunerkrankung vor, werden die Werte für die Autoantikörper (Tg-AK, TPO-AK, TSH-R-AK) bestimmt.

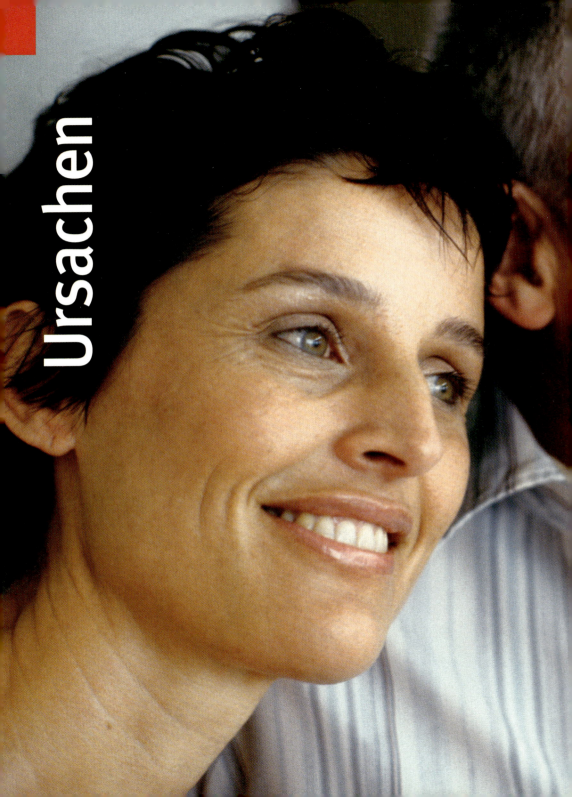
Ursachen

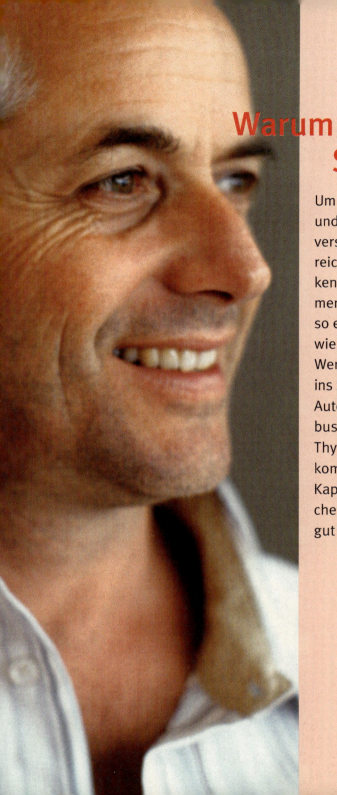

Warum erkrankt die Schilddrüse?

Um die eigene Erkrankung und ihre Behandlung besser verstehen zu können, ist es hilfreich zunächst die Ursachen zu kennen. Dabei sind die Zusammenhänge leider nicht immer so einfach nachzuvollziehen wie beim Jodmangelkropf. Wenn das Immunsystem mit ins Spiel kommt, wie bei den Autoimmunerkrankungen Morbus Basedow und Hashimoto-Thyreoiditis, wird es etwas komplizierter. – Das folgende Kapitel versucht, die ursächlichen Zusammenhänge dennoch gut verständlich darzustellen.

Ursachen

Die Auslöser der unterschiedlichen Krankheiten

Die häufigste Ursache für eine Vergrößerung der Schilddrüse ist der früher in Deutschland (und auch in ganz Mittel- und Osteuropa) herrschende, ausgeprägte Jodmangel.

Schilddrüsenvergrößerung (Struma, Kropf)

Mittlerweile ist das Problem des Jodmangels in Deutschland nahezu beseitigt; dennoch gibt es viele Menschen, die in der Vergangenheit einen Kropf entwickelt haben. Das Problem ist jedoch nicht auf Europa beschränkt, sondern ein weltweites: Etwa ein Fünftel der Weltbevölkerung lebt in Jodmangelgebieten. Durch den Jodmangel kommt es zu Anpassungsreaktionen innerhalb der Schilddrüsenzellen. Es kommt sowohl zu einer Größenzunahme der einzelnen Zellen sowie auch zur Vermehrung der Schilddrüsenzellen (Hypertrophie und Hyperplasie sind hierfür die medizinischen Fachausdrücke).

Was löst eine Schilddrüsenautonomie aus?

Die Schilddrüsenautonomie kann in verschiedenen Formen auftreten: Multiple (= viele) heiße Knoten, diffuse Zunahme autonomer Zellen (über das ganze Organ verteilt) und als einzelner, heißer Knoten.

Bei der Schilddrüsenautonomie machen sich Schilddrüsenzellen »selbständig«. Ausgelöst wird diese Verselbstständigung durch somatische Mutationen – also Genveränderungen innerhalb ausgereifter Schilddrüsenzellen. (Der Unterschied zu sogenannten Keimbahnmutationen ist, dass diese Genveränderungen nicht vererbt sind, sondern im Laufe des Lebens entstehen.)

Diese somatischen Mutationen führen dazu, dass der TSH-Rezeptor nicht mehr richtig funktioniert. Es kommt zu einer ständigen TSH-unabhängigen Aktivierung des Rezeptors und so zu einer fortwährenden Stimulation der Schilddrüsenhormonproduktion und auch des -wachstums.

Die Entstehung autonomer Schilddrüsenzellen wird ebenfalls durch den Jodmangel begünstigt. Es gibt daher auch sehr viele Patienten, die neben einem Kropf auch eine Schilddrüsenautonomie entwickelt haben. Die Häufigkeit des Auftretens autonomer Zellen nimmt mit dem Lebensalter zu, ebenso mit der Größe des Kropfes.

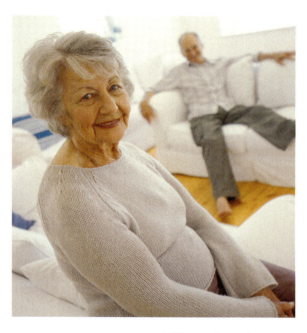

▲ Mit zunehmendem Lebensalter wird auch das Vorkommen einer Schilddrüsenautonomie häufiger.

Wie entstehen Autoimmunerkrankungen?

Das Immunsystem ist eigentlich dafür da, Fremdkörper und Eindringlinge wie Bakterien und Viren zu bekämpfen. Es ist sozusagen unsere Körperpolizei. Manchmal schießt es aber über das Ziel hinaus. Es attackiert dann unsere eigenen Körperzellen mit Antikörpern, die gegen bestimmte Gewebearten gerichtet sind. Diese heißen Autoantikörper. Bei der Schilddrüse können verschiedene Zellbestandteile das Ziel von Autoantikörpern sein:
- der TSH-Rezeptor (TSH-R-AK),
- das Enzym Schilddrüsenperoxidase (TPO-AK),
- das Thyreoglobulin, das Speichereiweiß für die Schilddrüsenhormone (Tg-AK).

Das Immunsystem ist äußerst effektiv in der Bekämpfung von Krankheitserregern. Manchmal richtet es seine geballte Kraft aber auch gegen den eigenen Körper. Man spricht dann von einer Autoimmunerkrankung.

Ursachen

▎ Darüber hinaus gibt es ganz selten auch Antikörper gegen die Schilddrüsenhormone T_3 und T_4.

Angriff auf den TSH-Rezeptor

Kurz zur Erinnerung: Der TSH-Rezeptor liegt auf der Oberfläche der Schilddrüsenzellen. Bindet TSH an diesen Rezeptor,

---

INFO

Wie funktioniert das Immunsystem?

Alle Organismen sind ständig dem Einfluss von Mikroorganismen (Bakterien, Viren, Pilzen, Parasiten) ausgesetzt. Das Immunsystem hat daher die extrem wichtige Funktion, die körperliche Unversehrtheit von Lebewesen sicherzustellen. In welchem Ausmaß Infektionen durch die Immunabwehr des Menschen erkannt und bekämpft werden, hängt von vielen Faktoren ab: genetische Situation, durchgemachte frühere Infektionen, Impfungen, präventive Maßnahmen, Schutz vor Kälte etc.

Das menschliche Immunsystem besteht aus:
▎ mechanischen Barrieren: Haut, Schleimhäute, Augen, Atemwege, Mundhöhle, Magen, Darm, Harntrakt.
▎ zellulären Bestandteilen: Die weißen Blutkörperchen (Granulozyten) machen durch aggressive Stoffe viele Krankheitserreger unschädlich. Andere Zellen des Immunsystems wie die Lymphozyten (unterteilt in T- und B-Lymphozyten) sind in der Lage, sich Infektionen mit bestimmten Krankheitserregern zu »merken« (durch spezifische Antikörper), sodass bei einer erneuten Infektion sofort spezifische Zellen zur Bekämpfung des Eindringlings gebildet werden können (Immunisierung, Impfung).

Erkrankt das Immunsystem selbst, z. B. durch einen Immundefekte, kann der Organismus Krankheitserreger (auch wenn sie normalerweise harmlos sind) nicht mehr bekämpfen und die ausgelöste Krankheit verläuft lebensbedrohlich. Ein bekanntes Beispiel einer erworbenen Immunschwäche ist die Erkrankung AIDS, die durch ein bestimmtes Virus ausgelöst wird, welches die Immunabwehr in schwerster Weise schädigt.

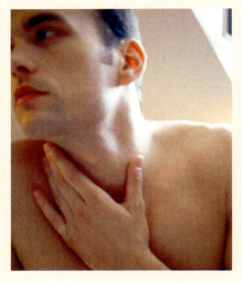

dann wird die Schilddrüse dazu angeregt, mehr T_3 und T_4 zu produzieren und ins Blut abzugeben. Die TSH-Rezeptor-Antikörper wirken ganz genauso wie TSH: Sie passen in den Rezeptor und kurbeln so die Schilddrüsenfunktion an. Der einzige Unterschied: Die TSH-Rezeptor-Antikörper werden nicht von unserem Gehirn (Hypophyse, Hypothalamus) als zentraler Schalt- und Regulationsstelle gesteuert. Die Schilddrüse wird somit ständig angekurbelt, ohne dass das TSH eine Chance zur Regulation bekommt, da der TSH-R-Antikörper den Platz des TSH eingenommen hat. Die Folge ist eine Überfunktion. Diese Schilddrüsenüberfunktion durch Autoantikörper (Morbus Basedow) gleicht in ihren Auswirkungen oft einer Überfunktion aus anderen Ursachen, setzt jedoch akuter ein und ist meist heftiger. Der Nachweis der TSH-Rezeptor-Antikörper lässt sicher zwischen den verschiedenen Formen unterscheiden.

Zielscheibe Schilddrüsenperoxidase

Die Schilddrüsenperoxidase – kurz TPO (Thyreoidale Peroxidase) – ist das wichtigste Enzym zum Aufbau der Schilddrüsenhormone T_3 und T_4. Bei Vorliegen von Antikörpern gegen TPO kommt es zu einer entzündungsähnlichen Veränderung der Schilddrüse (Autoimmunreaktion) – meist mit der Folge einer Verkleinerung und einer Unterfunktion. Eine Untersuchung auf TPO-AK kommt also immer dann infrage, wenn der Verdacht auf eine Unterfunktion vorliegt, die durch Autoantikörper verursacht wird. Die TPO-AK sind fast immer auch bei einer Überfunktion vom Typ Morbus Basedow erhöht.

Die Schilddrüsenperoxidase ist das wichtigste Enzym zum Aufbau der Schilddrüsenhormone. Bildet der Körper Autoantikörper gegen dieses Enzym, führt dies meist zu einer Schilddrüsenunterfunktion.

Antikörper gegen Thyreoglobulin

Thyreoglobulin ist das Speichereiweiß für die Schilddrüsenhormone. Antikörper gegen Thyreoglobulin können bei Patienten mit einer Autoimmunerkrankung vorliegen. In den meisten Fällen haben die Betroffenen dann aber auch eine Erhöhung der TPO-AK, d. h. eine isolierte Tg-AK Erhöhung ist relativ sel-

Ursachen

ten, sie sollte jedoch in jedem Fall untersucht werden, wenn eine Unterfunktion vorliegt und die TPO-AK negativ sind.

Morbus Basedow

Autoantikörper gegen den TSH-Rezeptor sind typisch für Morbus Basedow. Der Nachweis dieser Antikörper ergibt eine sichere Diagnose.

Der Morbus Basedow ist eine Autoimmunkrankheit, für die das Vorhandensein von TSH-Rezeptor-stimulierenden-Antikörpern typisch ist. Diese Antikörper führen zu einer Stimulation der Schilddrüsenzelle mit der Folge einer vermehrten Hormonproduktion. Die vermehrte Bildung dieser Autoantikörper ist genetisch bedingt. Das heißt, die Veranlagung dazu ist im Erbgut verankert. Die Erkrankung bricht jedoch nur aus, wenn Erkrankungsauslöser hinzukommen. Auslöser sind in den allermeisten Fällen äußere, als Stress empfundene Einflüsse (z. B. berufliche Belastung, familiäre Belastung, Todesfälle, private Konflikte etc.). Auslösend können aber auch Virusinfektionen, Operationen, schwere Krankheiten und auch (selten) eine Schwangerschaft sein.

Es erkranken überwiegend Frauen an Morbus Basedow. In seltenen Fällen können die TSH-Rezeptor-Antikörper während einer Schwangerschaft auf das noch ungeborene Kind übertreten und bei dem Neugeborenen zu einer Überfunktion führen. Diese ist jedoch zeitlich befristet (ca. drei bis sechs Monate).

Augenveränderungen bei Morbus Basedow (endokrine Orbitopathie)

Ursache der Augenveränderungen (oft als »Glotzaugen« bezeichnet) sind die Antikörper, die auch zur Entstehung des Morbus Basedow führen. Sie verursachen entzündliche Veränderungen im Bereich der Weichteile des Auges (Bindehaut, Unterhaut des Lides) sowie auch entzündliche Veränderungen an den Augenmuskeln. Dadurch kann es zum Hervortreten der Augen und unterschiedlich starken entzündlichen Veränderungen kommen, bis hin zu Doppelbildern oder Schädigungen des Sehnervs.

Autoimmunhypothyreose (Hashimoto-Thyreoiditis)

Die nach dem japanischen Arzt Hashimoto benannte Autoimmunerkrankung ist mittlerweile bei uns eine relativ häufige Erkrankung. Es sind ebenfalls vor allen Dingen Frauen davon betroffen. Häufige Zeitpunkte des Beginns der Erkrankung sind Zeiten hormoneller Umstellungen, z.B. Pubertät, nach Schwangerschaften, Menopause.

Die Veranlagung für die Erkrankung ist ebenfalls erblich bedingt. Mögliche Erkrankungsauslöser sind Infektionen, andere Krankheiten, äußere Stressfaktoren (psychische und physische). Es gibt zwei Verlaufsformen: Bei Kindern und Jugendlichen kann die sogenannte hypertrophe Verlaufsform (Unterfunktion mit Schilddrüsenvergrößerung) vorkommen. Bei Erwachsenen ist die fortschreitende Zerstörung des Schilddrüsengewebes mit Verkleinerungstendenz typisch.

INFO

Zu viel Jod scheint die Erkrankung zu fördern

Neuere Untersuchungen ergeben den Verdacht, dass eine erhöhte Jodzufuhr (vermehrte Verwendung von Jodsalz in industriell hergestellten Lebensmitteln, Kantinen, Restaurants sowie jodiertes Tierfutter) die Autoimmunthyreoiditis fördert.

Eine Untersuchung aus China (dort gibt es Regionen mit unterschiedlicher, natürlicher Jodzufuhr) zeigt, dass die Zahl der Menschen mit Antikörpern (Auslöser der Hashimoto-Thyreoiditis) in Regionen mit hoher Jodversorgung höher ist als in Regionen mit Jodmangel.

In Regionen mit sehr hoher Jodversorgung kommt eine beginnende Unterfunktion/manifeste Unterfunktion auf dem Boden einer Autoimmunthyreoiditis bis zu 13-mal häufiger vor als in Regionen mit Jodmangel.

Ursachen

Schilddrüsenentzündung (Thyreoiditis)

Die häufigste Ursache für eine Schilddrüsenentzündung sind Viren, die in Folge einer Infektion der oberen Atemwege auf die Schilddrüse übertreten. Die Erkrankung ist relativ selten. Sie wird nach ihrem Erstbeschreiber Thyreoiditis de Quervain (Fritz de Quervain) genannt. Sie ist zumeist äußerst schmerzhaft, verbunden mit einem allgemeinen Krankheitsgefühl (es gibt jedoch bezüglich der Schmerzhaftigkeit verschiedene Ausprägungsgrade). Auch hier sind die Frauen wesentlich häufiger betroffen als Männer. Erkrankungsgipfel ist das Alter zwischen 30 und 50 Jahren.

Unterfunktion infolge ärztlicher Maßnahmen

Nach Operationen, Radiojodtherapien und Therapien mit Schilddrüsenblockern kann es zu einer Unterfunktion kommen, wenn keine ausreichende ärztliche Betreuung in der Nachsorge nach der therapeutischen Maßnahme gewährleistet ist. Dies betrifft insbesondere ältere Patienten, die – teilweise mit Demenzerkrankungen – vergessen, die Schilddrüsenhormontherapie weiterzuführen und regelmäßig die richtige Dosierung überprüfen zu lassen. Auch das Verlassen des häuslichen Milieus bei Pflegebedürftigkeit kann dazu führen, dass die zuvor sichergestellte Versorgung mit Schilddrüsenhormonen nicht mehr funktioniert.

Die Angehörigen sollten darauf achten, dass auch im Pflegeheim eine notwendige Schilddrüsenhormongabe fortgeführt wird.

Gerade bei dementen Patienten sind die Angehörigen aufgefordert, auf eine notwendige Substitution mit Schilddrüsenhormon gegenüber dem betreuenden Arzt des Pflegeheimes hinzuweisen. Mögliche Ursachen einer Unterfunktion sind:

- Operationen (zum Beispiel wegen bösartiger Schilddrüsentumoren, Knoten, Kröpfen oder Autonomie),
- Radiojodtherapie,

- Behandlung mit Thyreostatika,
- zurückliegende Bestrahlung der vorderen Halsregion.

> **TIPP**
>
> **Auf die nötige Nachsorge achten**
>
> Die Eingriffe oder Behandlungen, die zu einer Unterfunktion führen können, waren ja immer erforderlich. Wichtig ist daher, dass die Institution, die den Eingriff oder die Therapie vorgenommen hat, darauf hinweist, dass eine Unterfunktion eintreten kann, die dann mit einem Schilddrüsenhormon ausgeglichen werden muss. Genauso wichtig ist die Information über die nötigen regelmäßigen Kontrolluntersuchungen, die nach dem Eingriff bzw. infolge der Hormoneinnahme erfolgen müssen.
>
> Eine nach einer (notwendigen) ärztlichen Maßnahme eintretende Unterfunktion ist daher kein schicksalhaftes Geschehen, sondern beruht immer auf mangelhafter Kommunikation bzw. dem Abriss der Kommunikation durch Veränderung der Lebensverhältnisse (Umzug, Alten-/Pflegeheim, Beendigung der Tätigkeit des »alten Hausarztes«). Nur wenn die Nachsorge nach ärztlichen Eingriffen unvollständig, nicht richtig durchgeführt oder sogar vergessen wird, kommt es zu den (vermeidbaren) Folgen der Unterfunktion.

Angeborene Unterfunktion

Durch eine fehlende Entwicklung der Schilddrüse in der Fetalzeit kann es dazu kommen, dass das neugeborene Kind nur kleine oder gar keine Schilddrüsenanlagen an der typischen Stelle hat. Die angeborene Unterfunktion wird durch eine routinemäßige Screening-Untersuchung unmittelbar nach der Geburt (seit Anfang der 1980er-Jahre) diagnostiziert und wird sofort mit synthetischem Schilddrüsenhormon ausgeglichen. Dadurch gibt es in Deutschland keine Kinder mehr, die eine angeborene und nicht behandelte Unterfunktion mit all ihren Folgen haben.

Ursachen

Wie kann es zu Schilddrüsenkrebs kommen?

Für die meisten Tumorarten der Schilddrüse gibt es keine erbliche Veranlagung, d. h. sie werden nicht von den Eltern an die Kinder weitergegeben.

Warum es zu einer Entartung von Zellen in der Schilddrüse und somit zu Krebs kommt, weiß man bis heute nicht so genau. Die meisten Schilddrüsentumoren treten sporadisch (vereinzelt, ohne erkennbare Regelmäßigkeit) auf. Bei einer selteneren Form des Schilddrüsenkrebses (medulläres oder C-Zell-Karzinom) ist die Ursache jedoch bekannt: genetische Veränderungen auf Chromosom 10. Da die Mutation auf Chromosom 10 familiär gehäuft vorkommt, werden, wenn ein Familienangehöriger an dieser Form erkrankt, alle anderen Familienangehörigen auf die Veränderung im Erbgut hin untersucht. Falls sie Träger der Mutation sind, wird ihre Schilddrüse vorbeugend komplett entfernt. Jedoch gehören nur etwa 25 % der C-Cell-Karzinome zu dieser familiär gehäuft auftretenden Form. Der Großteil der C-Zell-Karzinome (75 %) gehört zu sporadischen Formen. Auch die häufiger auftretenden Formen des Schilddrüsenkrebses (papilläre und follikuläre Form) sind nicht erblich. Warum sie auftreten ist nicht bekannt. Es gibt auch keine Tumormarker für diese Krebsformen (papillär, follikulär). Für das C-Zell-Karzinom gibt es jedoch den Tumormarker Calcitonin.

INFO

Reaktorunfall in Tschernobyl

Im Falle von Schilddrüsenkrebs kann auch energiereiche Strahlung eine Ursache sein. Ein (schreckliches) Beispiel hierfür ist sicherlich jedem in Erinnerung: Nach dem Reaktorunfall in Tschernobyl (1986), bei dem viel radioaktives Jod freigesetzt wurde, kam es in einem Umkreis von bis zu 200 Kilometern um den Reaktor herum zu einer sehr hohen Jod-131-Freisetzung, was zu einem extremen Anstieg von Schilddrüsenkrebsfällen bei Kindern, die zum Zeitpunkt des Unglücks jünger als fünf Jahre waren, führte.

Wie entstehen Schilddrüsenzysten?

Unter Zysten versteht man flüssigkeitsgefüllte Hohlräume innerhalb der Schilddrüse. Häufig enthalten die Zysten eine Einblutung, aber auch Gewebsflüssigkeit und Lymphe kann enthalten sein. Nicht selten findet man bei größeren Zysten mechanische Beeinträchtigungen (Schluckbeschwerden, Luftnot, Kloßgefühl). Ursachen größerer Zysten können mechanische, äußere Gründe sein: z. B. Heben schwerer Lasten, Überstreckungen des Halses, z. B. bei sportlichen Aktivitäten.

Überfunktion durch Überdosierung

Durch eine falsch dosierte Therapie mit Schilddrüsenhormonen kann es zu einer artifiziellen (künstlichen) »Überfunktion« (eigentlich Überversorgung mit Schilddrüsenhormon von »außen«) kommen, die eine echte Überfunktion »nachahmt«. In der Regel ist dies durch eine mangelhafte oder fehlende ärztliche Versorgung erklärbar. Es gibt jedoch Fälle, in denen Patienten eigenständig Schilddrüsenhormon zu hoch dosieren, um leichter Gewicht abzunehmen.

Durch die Einnahme zu hoher Dosen eines Schilddrüsenhormons kann es zu einer Überfunktion kommen.

Durch Jod ausgelöste Überfunktion

Bei Untersuchungen mit jodhaltigen Röntgenkontrastmitteln oder der Gabe von stark jodhaltigen Medikamenten (z. B. Aminodaron; ein sehr wirksames Mittel zur Behandlung von Herzrhythmusstörungen) kann es bei vorbestehender Neigung zu einer Überfunktion und einer dramatischen Verschlechterung bis hin zu einer krisenhaften Situation kommen. In der Regel wird jedoch vor der Gabe eines Kontrastmittels oder eines jodhaltigen Medikamentes bei Verdacht auf eine Neigung zu einer Schilddrüsenüberfunktion eine TSH-Bestimmung durchgeführt.

Ursachen

Entzündungsreaktion im Hals nach Radiojodtherapie

In seltenen Fällen kann es bei einer Radiojodtherapie zu entzündlichen Reaktionen im Bereich des Halses kommen. Diese entstehen jedoch fast nur nach Behandlung bei Schilddrüsenkrebs, bei der hohe Dosierungen des Radiojods notwendig sind. Diese Entzündung äußert sich in Schmerzen, die einer Halsentzündung oder einer grippalen Infektion mit Schmerzen im Kehlkopfbereich/Luftröhrenbereich ähneln.

ZUSAMMENFASSUNG

Typische Krankheitsauslöser – die verschiedenen Ursachen im Überblick

- Die Schilddrüsenvergrößerung (Struma) entsteht fast ausschließlich durch Jodmangel.
- Eine Schilddrüsenautonomie, die in den meisten Fällen zu einer Überfunktion führt, entsteht durch Mutationen ausgereifter Schilddrüsenzellen.
- Autoimmunerkrankungen sind Fehlreaktionen des Immunsystems, das sich gegen eigene Organe, in diesem Fall die Schilddrüse (Morbus Basedow, Hashimoto-Thyreoiditis), richtet.
- Schilddrüsenentzündungen entstehen meistens auf dem Boden einer viralen Erkrankung im oberen Hals-Nasen-Ohren-Bereich.
- Schilddrüsenkrebs kann in seltenen Fällen genetische Ursachen haben, meist ist jedoch die Ursache unbekannt.
- Zysten sind Einblutungen oder Eindringen von Gewebsflüssigkeiten, sodass sich Hohlräume bilden.
- Die angeborene Unterfunktion wird durch eine Screening-Untersuchung seit Anfang der 1980er-Jahre immer entdeckt.
- Durch ärztliche Maßnahmen entstehende Probleme:
  - Überdosierung von Schilddrüsenhormon,
  - Gabe jodhaltiger Kontrastmittel ohne vorherige Prüfung der Funktion,
  - Entzündungsreaktionen nach hoch dosierter Radiojodtherapie bei Schilddrüsenkrebs.
- Unterfunktionen infolge ärztlicher Maßnahmen entstehen, wenn eine entsprechende regelmäßige Nachuntersuchung nach ärztlichen Maßnahmen, die zu einer Unterfunktion geführt haben, nicht gewährleistet ist.

Pioniere der Schilddrüsenforschung

Basedow von, Carl Adolph: deutscher Arzt	1799–1854	Erstbeschreibung der Immunhyperthyreose im deutschen Sprachraum »... schnelle Bewegung des Herzens, Anschwellen der Schilddrüse ... und Hervortreten der Augen aus ihren Höhlen (Glotzauge) ...«
Curie, Marie: polnische Physikerin und Chemikerin	1867–1934	1900: Entdeckung der natürlichen Radioaktivität. Sie erhielt dafür 1903 den Nobelpreis für Physik und 1911 den Nobelpreis für Chemie. Sie ist der einzige Mensch, der seit Einführung des Nobelpreises im Jahr 1901 einen Preis in zwei verschiedenen Naturwissenschaften (einer typischen »Männerdisziplin«) erhielt.
de Quervain, Fritz: Schweizer Chirurg	1868–1940	Verschiedene Krankheitsbilder tragen seinen Namen als Erstbeschreiber, so auch die akute Thyreoiditis de Quervain (schmerzhafte Entzündung der Schilddrüse), die erstmals 1904 von ihm beschrieben wurde.
Dunhill, Sir Thomas Peel: australischer Chirurg	1876–1957	Erstbeschreiber einer für die Beseitigung der Basedow Überfunktion geeigneten Operationsmethode. Er war Leibarzt von vier englischen Monarchen: George V, Edward VIII, George VI und Elisabeth II.
Graves, Robert James: irischer Arzt	1797–1853	Beschrieb als erster (1840) im angelsächsischen Sprachraum die Immunhyperthyreose. Daher wird die Basedow-Krankheit im englischen Sprachraum als »Graves' disease« bezeichnet.
Hashimoto, Hakaru: japanischer Pathologe und Chirurg	1881–1934	Nach ihm ist die weltweit häufigste Schilddrüsenerkrankung benannt; streng genommen gilt das jedoch nur für die hypertrophe Form; die »klassische« Form der Hashimoto-Thyreoiditis mit verkleinerter Schilddrüse wurde zuerst von William Miller Ord beschrieben.
Kocher, Emil Theodor: Schweizer Chirurg	1841–1917	Kocher gilt als »Vater« der Schilddrüsenchirurgie. Er schuf die Grundlagen für die moderne Schilddrüsenchirurgie. 1909 erhielt er für seine herausragenden Leistungen den Nobelpreis für Medizin.
Murray, George Redmayne: englischer Arzt	1865–1939	Stellte als erster Schilddrüsenextrakt aus Tierschilddrüsen her.
Ord, William Miller: englischer Chirurg	1834–1902	Beschrieb 1878 als erster die atrophische Thyreoiditis, die häufigste Form der »Hashimoto-Thyreoiditis«, d.h. die Verkleinerung der Schilddrüse und die damit verbundene Unterfunktion.
Winkler, Cuno: deutscher Nuklearmediziner	1919–2003	Führte als erster in Europa (1949) eine Radiojodtherapie bei Schilddrüsenkarzinom mit Knochenmetastasen durch.

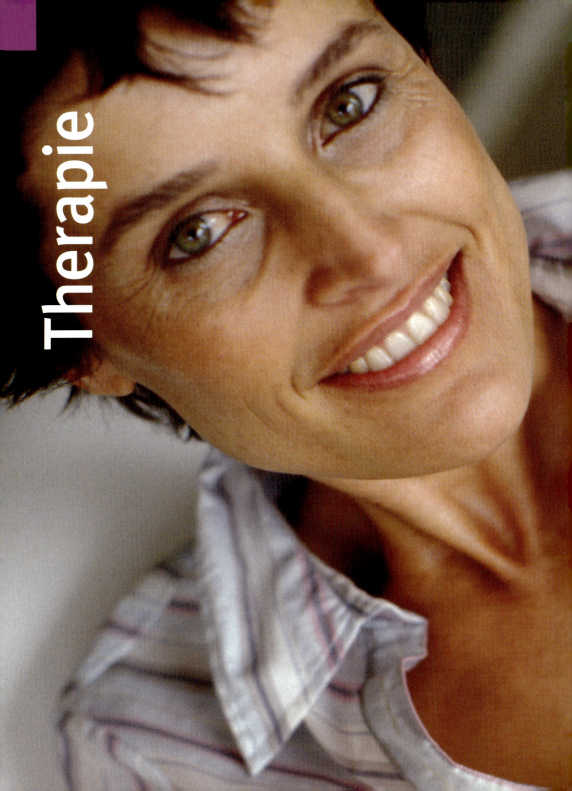
Therapie

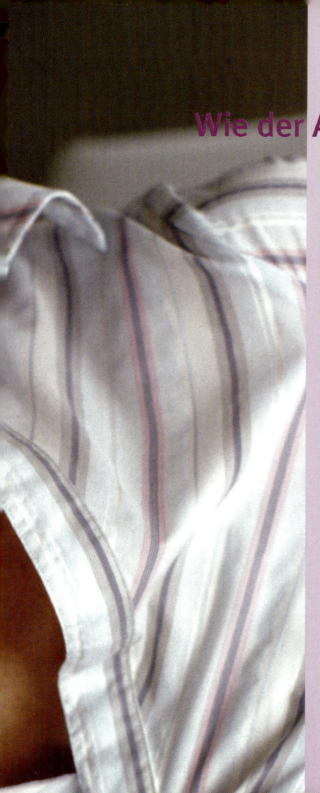

Wie der Arzt behandelt

In diesem Kapitel geben wir Ihnen einen Überblick über die verschiedenen Therapieverfahren und erläutern, wie diese funktionieren. Sie erfahren ebenfalls, welche Auswahlfaktoren – wie zum Beispiel die Jodversorgung, Vorerkrankungen, Medikamente oder genetische Disposition – eine Rolle spielen. Im nächsten Kapitel werden die unterschiedlichen Therapiestrategien dann krankheitsspezifisch dargestellt und noch detaillierter erläutert.

Therapie

Überfunktion (Hyperthyreose)

Bei der Überproduktion von Schilddrüsenhormonen werden Thyreostatika eingesetzt. Diese Medikamente hemmen die Hormonsynthese.

Um die Überfunktion der Schilddrüse und damit die Überproduktion von Schilddrüsenhormonen zu bremsen, können sogenannte Thyreostatika eingesetzt werden (Stasis = anhalten, zum Stehen bringen und Thyreoidea = die Schilddrüse). Das Wort »Thyreostase« bedeutet »die Schilddrüse zum Halten bringen«. Die verwendeten Präparate heißen Thiamazol, Carbimazol und Propylthiouracil.

Thyreostatische Behandlung

Die Substanzen hemmen die Produktion von Schilddrüsenhormonen, indem sie den Einbau von Jod in Aminosäuren (Eiweißstoffe) beeinflussen. Sie blockieren das Enzym Schilddrüsenperoxidase (TPO), das die Verbindung von Jod und Eiweißbausteinen (Aminosäuren) reguliert. Die Blockade durch Thyreostatika funktioniert umso besser, je weniger Jod im Körper vorhanden ist. Nimmt ein Patient z. B. gleichzeitig Jodtabletten ein oder hat durch die Nahrung eine hohe Jodzufuhr, wird die Wirkung der Medikamente herabgesetzt, weil Jod mit den Medikamenten um die Bindung an die Aminosäuren konkurriert (gegebenenfalls muss eine Bestimmung der Urinjodausscheidung vorgenommen werden, s. S. 102).

Thiamazol oder Carbimazol (alternativ Propylthiouracil)

Thiamazol oder Carbimazol müssen nur einmal am Tag eingenommen werden. Nebenwirkungen sind glücklicherweise bei diesen Medikamenten selten. Die Tabelle auf S. 103 listet die möglichen Nebenwirkungen auf. Treten unter den Präparaten der ersten Wahl (Thiamazol oder Carbimazol) Nebenwirkun-

Überfunktion (Hyperthyreose)

gen auf, kann zunächst auf das Alternativpräparat Propylthiouracil umgestellt werden. Von Nachteil ist, dass dieses Präparat mehrfach am Tag eingenommen werden muss. In der folgenden Tabelle finden Sie die Präparatnamen und die üblichen Dosisbereiche der Thyreostatika.

Pflanzliche Schilddrüsenblocker

Pflanzliche Schilddrüsenblocker werden aus einer Pflanze namens Wolfstrappkraut *(Lycopus europaeus)* hergestellt, die zur Familie der Lippenblütler (Lamiaceae) gehört. Sie kommt in Mittel-, Süd- und Osteuropa vor. Die pharmakologische Wirkung ist ähnlich wie die der chemisch hergestellten Thy-

Das Ausmaß der Überfunktion, gemessen an den klinischen Symptomen sowie den Blutwerten fT_4, fT_3 und TSH, bestimmt die einzusetzende Thyreostatikadosis.

Schilddrüsenblocker (Thyreostatika)

Wirkstoff	Dosisbereich (täglich)	Name des Präparats	Hersteller
chemische Schilddrüsenblocker			
Carbimazol	bis 60 mg	Car	Lindopharm
		Carbimazol Hexal	HEXAL
		Carbimazol Henning	Sanofi Aventis
Thiamazol	bis 40 mg	Favistan	Temmler
		Methizol	mibe
		Thiamazol Hexal	HEXAL
		Thiamazol Henning	Sanofi Aventis
		Thiamazol Lindopharm	Lindopharm
		Thyrozol	Merck
Propylthiouracil	bis 600 mg	Propycil	Admeda
Natriumperchlorat	vor Gabe von jodhaltigen Kontrastmitteln, kein eigentliches Thyreostatikum	Irenat Tropfen	Bayer Vital
pflanzliche Schilddrüsenblocker			
Lycopus europaeus	üblicherweise 2 Tabletten	Thyreogutt	Schwabe
		Thyreo-loges	Loges
		Mutellon	Klein

Therapie

reostatika. Pflanzliche Schilddrüsenblocker können bei milden Formen der Schilddrüsenüberfunktion eingesetzt werden. Bei richtiger Dosierung (2–3 Tabletten täglich) haben sie keinerlei Nebenwirkungen.

Achten Sie auf regelmäßige Kontrolluntersuchungen

Während einer thyreostatischen Therapie sind engmaschige Kontrolluntersuchungen nötig.

Während der gesamten thyreostatischen Therapie wird der Gesundheitszustand sehr »engmaschig« kontrolliert (etwa alle vier Wochen). Es wird beobachtet, ob Nebenwirkungen auftreten, die Therapie wirkt bzw. ob die Dosis ausreicht oder eventuell schon zu hoch ist. Bei jeder Kontrolluntersuchung muss daher entschieden werden, ob eine Anpassung der Medikamentendosis notwendig ist.

Da die Menge des Jods im Körper einen negativen Einfluss auf die Medikamentenwirksamkeit hat, kann es bei unerwartet hohem Thyreostatikabedarf sinnvoll sein, die Ausscheidung von Jod im Urin zu messen.

Andere, selten verwendete Präparate für die thyreostatische Behandlung

Werden die oben genannten Thyreostatika nicht vertragen bzw. wirken sie nicht ausreichend, kann in Ausnahmefällen auf folgende Medikamente zurückgegriffen werden:

- Jod in hoher Dosierung: Sehr hohe Joddosen hemmen die Jodaufnahme der Schilddrüse und somit auch die Produktion von Schilddrüsenhormonen. Dieser Effekt hält aber nur etwa ein bis zwei Wochen an. Die hoch dosierte Jodgabe wird nur noch selten zur Dämpfung der Schilddrüsenfunktion (wenn unter Thyreostatika schwere Nebenwirkungen aufgetreten sind) vor Operationen eingesetzt.
- Lithium hemmt die Freisetzung der Schilddrüsenhormone und unterbindet die Umwandlung von T_4 zum aktiven T_3. Wegen einer höheren Rate an Nebenwirkungen wird es aber nur selten angewandt. Lithium ist ein sehr wir-

kungsvolles Präparat in der Behandlung der manisch-depressiven Depression. Bei mit Lithium therapierten Patienten muss daher die Schilddrüsenfunktion regelmäßig überprüft werden, da Lithium die Schilddrüsenfunktion hemmen kann und häufig auch zu einer Vergrößerung der Schilddrüse führt.

Mögliche Nebenwirkungen der Thyreostatika

Wie häufig sind die Nebenwirkungen?	Wo treten sie auf?	Nebenwirkungen	Schweregrad
häufiger	Serum	Erniedrigung der weißen Blutkörperchen, geringe Erhöhung der Leberenzyme	+
häufiger	Haut	allergische Reaktionen mit Hautausschlag und Juckreiz, hauptsächlich an den Armen	+
häufiger	Augen	Bindehautentzündung	+
selten	Nervensystem	Nervenentzündung mit Irritation des Gefühls, Kopfschmerzen, Geschmacks- und Geruchsstörungen, Psychosen	+
selten	Bewegungsapparat	Gelenkschmerzen, Gelenkergüsse	+
selten	Magen-Darm-Trakt	Magenschleimhautentzündung, Durchfall, Speicheldrüsenschwellung	+
sehr selten	Leber	massiver Anstieg der Leberenzyme, Leberentzündung, Rückstau der Galleflüssigkeit mit Gelbsucht	++
sehr selten	Knochenmark	Abfall der Blutplättchen, sehr starker Abfall der weißen Blutkörperchen, ausgeprägte Anämie, völliges Versagen des Knochenmarks mit Abfall aller Blutkörperchenelemente	+++
sehr selten	Sonstiges	Gefäßentzündungen, den ganzen Körper betreffende, gefäß- und weichteilrheumatische Symptome, Unterzuckerung	++/+++

+ leicht; ++ mittel; +++ schwer

Therapie

- Das Medikament Perchlorat hemmt die Jodaufnahme in die Schilddrüse und verdrängt Jod aus seinem Schilddrüsenspeicher. Die Anwendung dieses Medikaments erfolgt ausschließlich vor der Gabe eines jodhaltigen Röntgenkontrastmittels.

TIPP

Was ist bei Schwangerschaft und in der Stillzeit zu beachten?

Eine Schilddrüsenüberfunktion in der Schwangerschaft ist selten. Wenn sie auftritt, lag meist schon vor der Schwangerschaft eine unerkannte, leichte Überfunktion vor, die dann erst in der Schwangerschaft entdeckt wird. Bei einer leichten Form der Überfunktion wird der Arzt mit der Behandlung noch etwas warten; sind aber deutliche Krankheitszeichen und erhöhte Schilddrüsenhormonwerte vorhanden, ist die Behandlung mit Thyreostatika möglich und sinnvoll. Unbehandelte Überfunktionen in der Schwangerschaft können zu Missbildungen, Früh- oder Totgeburten führen. Es sollte daher auf jeden Fall eine Behandlung (innerhalb der sicheren Dosierungsgrenzen der Medikamente) angestrebt werden.

Der Arzt wählt die Medikamentendosis so niedrig wie möglich, da die Medikamente über die Nabelschnur zum ungeborenen Kind gelangen. Eine zu hohe Thyreostatikamenge kann bei dem Kind zu einer Schilddrüsenunterfunktion und zu einer Kropfbildung führen. Über die Messung der Schilddrüsenhormonwerte kann man sicherstellen, dass die Thyreostatikatherapie richtig dosiert ist: fT_3 und fT_4 sollten auf jeden Fall im oberen Normalbereich liegen und der TSH-Wert im Blut sollte niedrig sein.

Für Stillende gilt im Prinzip das Gleiche. Die Medikamentenmenge, die über die Muttermilch zum Säugling gelangt, ist gering: nur etwa 6–15 % der Substanzen treten in die Muttermilch über. Bei milden Formen der Überfunktion wird vorzugsweise ein pflanzliches Präparat (siehe Tab. S. 101) einsetzen, was ähnliche Wirkungen wie ein chemisches Medikament, jedoch keine Nebenwirkungen hat.

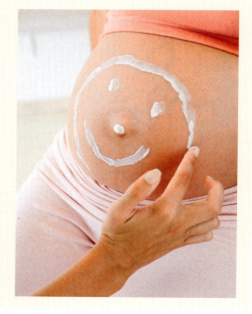

Radiojodtherapie

Radioaktive Substanzen werden außer zur Diagnostik auch zur Behandlung von Schilddrüsenerkrankungen genutzt (Radiojodtherapie). Und hier ist es das Jod-131, das eingesetzt wird. Denn genau die Eigenschaften, die nachteilig für die Diagnostik sind, sind bei der Therapie von Vorteil.

Jod-131 setzt zellzerstörende Strahlen – sogenannte Beta-Strahlen – frei, und das auch noch sehr zielgerichtet nur auf die Schilddrüsenzelle. Das radioaktive Jod-131 wird genau wie »normales« Jod (Jod-127) von der Schilddrüse aus dem Blut aufgesogen. So gelangt es genau an die Stellen, die behandelt werden sollen. Die Strahlenexposition für andere Körperteile ist somit äußerst gering – sie liegt in dem Bereich, den Sie auch bei einer normalen Röntgenuntersuchung abbekommen. Die Radiojodtherapie (bei gutartigen Schilddrüsenerkrankungen) hat daher keinerlei Nebenwirkung.

Die Behandlung mit Radiojod erzeugt eine mit einer Röntgenaufnahme vergleichbare Strahlenexposition. Damit besteht für den Behandelten keinerlei Risiko.

Die vom Jod-131 freigesetzten Beta-Strahlen wirken in der Schilddrüse zellzerstörend. Das heißt, krankhaft veränderte Schilddrüsenzellen sterben ab. Und genau das ist das Ziel bei der Radiojodtherapie. Übrigens: Die Radiojodtherapie wird routinemäßig seit 1946 durchgeführt. Derzeit werden in Deutschland jährlich 60.000 Patienten damit behandelt. Damit liegen über viele Jahrzehnte ausreichende Erfahrungen und Nachuntersuchungen vor. Auch die früher häufiger verbreitete Krebsangst ist völlig unbegründet und die manchmal noch geäußerte Frage: Gibt es nicht eine Altersgrenze?, muss mit Nein beantwortet werden. Seit mehreren Jahrzehnten ist auch in Deutschland eine Altersbegrenzung fallen gelassen worden. Es könnten somit theoretisch auch Kinder damit behandelt werden, was jedoch in der Praxis eher selten ist.

Therapie

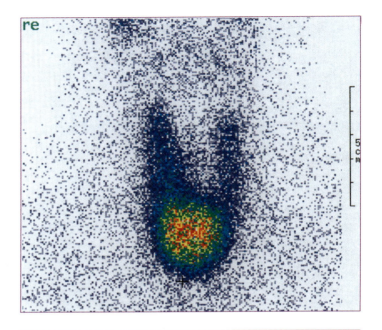

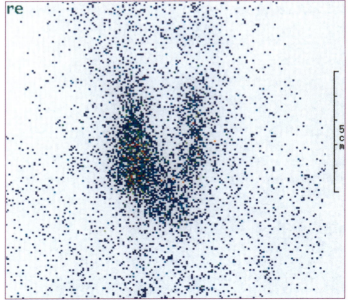

▶ Szintigraphie eines »heißen« Knotens vor (oben) und nach (unten) Radiojodtherapie.

Wann kommt eine Radiojodtherapie infrage?
Diese Therapieform wird immer dann bevorzugt, wenn die Schilddrüse unkontrolliert übermäßig viel Hormon produziert, eine Operation vermieden werden kann und eine thyreostatische Therapie zuvor ohne Erfolg geblieben ist:
- bei der Schilddrüsenautonomie, wenn sicher ist, dass nicht zusätzlich ein bösartiger Schilddrüsentumor vorliegt,
- bei der Immunhyperthyreose (Morbus Basedow), wenn die Schilddrüse nicht zu groß ist (< 30 ml),
- bei einem Kropf, der nicht operiert werden kann, oder der Patient eine Operation ablehnt,
- wenn nach einer Kropfoperation eine Überfunktion oder ein neuer Kropf auftritt.

Außerdem wird die Radiojodtherapie immer im Anschluss an die Operation eines bösartigen Schilddrüsentumors durchgeführt. Das Radiojod führt zu einem Absterben der eventuell noch verbliebenen Tumorzellen. So wird der Rezidivbildung (also dem erneuten Wachstums eines Tumors) vorgebeugt. Auch Metastasen in anderen Organen können durch die Radiojodtherapie entdeckt und therapiert werden.

> **TIPP**
>
> ### Schwangerschaft und Stillzeit
> In den ersten sechs Monaten nach einer Radiojodtherapie ist es ratsam, eine Schwangerschaft zu vermeiden. Danach ist eine Schwangerschaft bedenkenlos möglich. Bei einer Schwangeren darf auf keinen Fall eine Radiojodtherapie durchgeführt werden. Das Gleiche gilt für die Stillzeit.

Wie wird die individuelle Dosis ermittelt?
Vor der tatsächlichen Therapie muss natürlich zunächst die richtige Diagnose gestellt werden. Außerdem muss das Schilddrüsenvolumen und die prozentuale Jodaufnahme – mit einem Radiojodtest – gemessen werden; daraus wird die biologische Halbwertzeit des radioaktiven Jods innerhalb der Schilddrüse errechnet. Schließlich wird aus den genannten Parametern – nach einer entsprechenden Formel – eine individuelle Aktivitätsmenge des Jod-131 errechnet.

Therapie

Die folgende Tabelle zeigt, wann Sie auf eine Radiojodtherapie verzichten sollten bzw. wann diese eventuell eher ungünstig sein könnte.

Bei bestimmten Umständen ist es besser, auf eine Radiojodtherapie zu verzichten

auf jeden Fall verzichten	nicht unbedingt anwenden
- Schwangerschaft - Stillzeit - Verdacht auf einen bösartigen Tumor (eine Operation ist hier Therapie der Wahl) - Kinderwunsch innerhalb der kommenden sechs Monate - niedrige Jod-131-Aufnahme im Radiojod-Test - Schilddrüsenunterfunktion	- Kinder - Jugendliche - kalte Knoten (ohne Verdacht auf das Vorliegen eines bösartigen Tumors) - große Strumen - mechanische Behinderungen

Behandlung mit Jod

Jod (in der Form von Jodid) wird vor allem zur Vorbeugung der Entwicklung einer Jodmangelstruma und bei leicht vergrößerten Schilddrüsen eingesetzt. Die Dosierung beträgt bei Kindern 50 µg, bei Erwachsenen 100 µg.

> **INFO**
>
> ### Wann darf Jod nicht eingesetzt werden?
>
> Es gibt einige Krankheiten, bei denen Jod nicht eingesetzt werden darf, weil es zu einer Verschlechterung der Krankheit führen würde. Hierzu zählen:
>
> - manifeste Schilddrüsenüberfunktion
> - latente Schilddrüsenüberfunktion
> - Morbus Basedow
> - Schilddrüsenautonomie
> - Hashimoto-Thyreoiditis.

Behandlung eines Kropfes

Zur Behandlung von Kröpfen kann
- Jod alleine,
- Levothyroxin allein oder
- eine Kombination von beiden

eingesetzt werden.

Kombination aus Levothyroxin und Jod bei Kröpfen

Die Behandlung des Kropfes erfolgt (wenn keine Autoantikörper im Blut nachweisbar sind) üblicherweise mit einem Kombinationspräparat aus Levothyroxin und Jodid. Es stehen die Präparate mehrerer Hersteller zur Verfügung. Üblicherweise wird eine Dosis von 50 µg Levothyroxin in Kombination mit 150 µg Jodid eingesetzt. Die Namen und Dosierungen finden Sie in der folgenden Tabelle.

> Wurde ein Kropf erfolgreich durch eine Kombinationstherapie behandelt, sollte die Jodbehandlung danach weitergeführt werden, um einer erneuten Kropfbildung vorzubeugen.

Die Kombination von Levothyroxin und Jod ist deshalb günstig, da neben der Absenkung des TSH gleichzeitig ein möglicher Jodmangel ausgeglichen wird. Das TSH sollte unter Therapie etwa 0,8–1,2 mU/l betragen.

Die Kombination wird bevorzugt eingesetzt bei:
- diffusen und knotigen Kröpfen – ohne Schilddrüsenautonomie,
- erfolgter Operation, um danach ein erneutes Schilddrüsenwachstum zu verhindern (wenn keine Autoantikörper nachweisbar sind),
- Schilddrüsenunterfunktion nach Operation oder Radiojodtherapie (wenn keine Autoantikörper im Blut nachweisbar sind),
- mangelhafter Wirksamkeit einer alleinigen Jodtherapie.

Therapie

Schilddrüsenhormon (Levothyroxin) und Kombinationspräparate (Levothyroxin und Kaliumjodid)

Name	Hersteller
Schilddrüsenhormon (Levothyroxin)	
Berlthyrox	Berlin Chemie
Eferox	Lindopharm
Euthyrox	Merck
L-Thyrox Hexal	Hexal
L-Thyroxin beta	Betapharm
L-Thyroxin Henning	Sanofi Aventis
Kombinationspräparate (Levothyroxin und Kaliumjodid)	
Eferox Jod	Lindopharm
Jodthyrox	Merck
L-Thyroxin-Jod beta	Betapharm
L-Thyrox Jod Hexal	Hexal
Thyronajod Henning	Sanofi Aventis

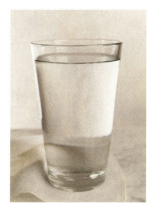

Alleinige Levothyroxintherapie bei Kröpfen

Kommt es unter der alleinigen Behandlung mit Jod zu einem erneuten Wachstum des Kropfes, wird mit Levothyroxin weiterbehandelt. Ferner wird Levothyroxin eingesetzt, wenn die Kombination aus Jod und Levothyroxin nicht wirkt oder nicht vertragen wird. Wirken bei einer Kropfbehandlung weder die Jodtherapie noch die Kombination aus Jod und Levothyroxin, kann auf eine alleinige Levothyroxintherapie umgestellt werden. Die Verkleinerung des Kropfes bei Levothyroxingabe beruht auf der Unterdrückung der TSH-Freisetzung aus der Hypophyse.

Die Therapiekontrolle erfolgt über die Ermittlung des Schilddrüsenvolumens durch eine Ultraschalluntersuchung und die Messung des TSH-Wertes.

Überfunktion (Hyperthyreose)

TIPP

Hinweise zur Einnahme von Levothyroxin

Unbedingt beachten sollte man, dass die Levothyroxin-Tabletten morgens auf nüchternen Magen eingenommen werden sollen – mindestens eine viertel Stunde vor dem Frühstück. Sonst ist die Aufnahme des Wirkstoffs stark beeinträchtigt, und man erhält nicht die ausreichende Menge. Da auch Fruchtsäfte, Milch und Medikamente die Aufnahme des Levothyroxins behindern, empfiehlt sich die Einnahme mit Wasser oder ungesüßtem Tee.

Präparate, die die Aufnahme behindern
Folgende Medikamente, gleichzeitig mit Schilddrüsenhormon eingenommen, behindern die Resorption:
- kalziumhaltige Verbindungen wie: Kalzium-Substitutionsmittel bei Osteoporose (z. B. Kalzium-Brausetabletten, Kalzium-Filmtabletten, Kalzium-Kautabletten)
- kalziumhaltige Magensäure bindende Mittel
- Eisen enthaltende Verbindungen wie: Eisenbrausetabletten, Eisendragees, Eisenfilmtabletten, Eisenkapseln, Eisensaft
- Multivitaminpräparate mit Eisen
- Nahrungsergänzungsmittel mit Eisen
- aluminiumhaltige Substanzen

Neben der morgendlichen Einnahme hat sich in den letzten Jahren auch die abendliche Einnahme (kurz vor dem Schlafengehen) als effektiv erwiesen. Eine zunehmende Zahl von Patienten hat auf diesen Einnahmemodus gewechselt. Es kommt offensichtlich auch zu diesem Zeitpunkt zu einer guten Resorption, da in der Regel nach dem Zu-Bett-Gehen keine Nahrung mehr aufgenommen wird.

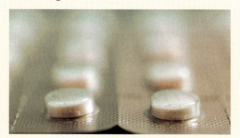

Die alleinige Levothyroxintherapie wird bevorzugt eingesetzt bei:
- Kröpfen bei älteren Patienten (wenn keine Schilddrüsenautonomie vorliegt),
- mangelhafter Wirkung einer Jodbehandlung,
- einem Kropf und zusätzlicher Autoimmunerkrankung der Schilddrüse,
- einem Kropf und gleichzeitiger Schilddrüsenunterfunktion.

Therapie

Die Dosis des Levothyroxins wird so gewählt, dass der TSH-Wert zwischen 0,8 bis 1,2 mU/l liegt. Begonnen wird meist mit einer niedrigen Dosierung (z.B. 25 µg pro Tag), die dann gesteigert wird, bis ein optimaler TSH-Wert erreicht ist.

ZUSAMMENFASSUNG

Behandlung einer Überfunktion

Für die Behandlung einer Schilddrüsenüberfunktion stehen verschiedene Therapiemöglichkeiten mit unterschiedlichen Ansätzen und Methoden zur Verfügung. Welche Behandlung bei Ihnen infrage kommt, richtet sich nach dem jeweiligen Krankheitsbild.

Thyreostatika:
Bei der thyreostatischen Behandlung wird die Hormonproduktion der Schilddrüse durch Medikamente (Thyreostatika) gehemmt. Diese Behandlungsform wird also nur bei einer Überfunktion eingesetzt.

Radiojodtherapie:
Eine Radiojodtherapie verwendet radioaktives Jod (I-131). Die von dieser Substanz abgegebenen Strahlen schädigen ganz gezielt die krankhaft veränderten Schilddrüsenzellen. Die Radiojodbehandlung wird eingesetzt, wenn die Schilddrüse unkontrolliert übermäßig viel Hormon produziert, nicht zu sehr vergrößert ist oder die Behandlung mit Thyreostatika ohne Erfolg blieb.

Schilddrüsenhormone:
Bei Strumen wird eine Kombination aus Levothyroxin und Jodid eingesetzt. Levothyroxin wird als Ersatz für fehlende Schilddrüsenhormone eingenommen, also immer dann, wenn die Schilddrüse zu geringe Hormonmengen produziert.

Unterfunktion

Die Behandlung mit Levothyroxin ist bei der Schilddrüsenunterfunktion, auch bei deren Vorstufe, die richtige Therapie. Eine Unterfunktion kann durch verschiedene Ursachen entstehen:
- nach einer Schilddrüsenoperation,
- nach einer Radiojodtherapie – wenn nach der entsprechenden Therapie zu wenig Schilddrüsengewebe übrig geblieben ist,
- durch die Hashimoto-Thyreoiditis (häufigste Ursache einer Unterfunktion),
- Therapie mit Schilddrüsenblockern (ohne ärztliche Kontrolle).

Eine Schilddrüsenunterfunktion kann effektiv mit Levothyroxin behandelt werden, es ersetzt die körpereigenen Schilddrüsenhormone.

Alleinige Levothyroxintherapie

Die Behandlung einer Unterfunktion ist keine Therapie nach Schema F, sondern wird immer nach den Krankheitszeichen und Laborwerten ausgerichtet (TSH, fT_4, fT_3). Es wird daher mit einer geringen Dosis begonnen, die dann im Laufe der Behandlung stufenweise erhöht wird, bis die TSH-Zielwerte (0,8–1,0 mU/l) erreicht sind – und natürlich die Krankheitszeichen verschwunden sind oder sich gebessert haben.

Folgendes Vorgehen hat sich bewährt:
- Bei älteren Patienten oder bei einer länger bestehenden Unterfunktion: mit 12,5–25 µg Levothyroxin pro Tag beginnen, die Dosis wird alle vier Wochen um 12,5–25 µg Levothyroxin täglich gesteigert.
- Bei jüngeren Patienten: Anfangsbehandlung mit 25–50 µg Levothyroxin täglich; alle vier Wochen wird die Dosis um 25 µg Levothyroxin pro Tag erhöht.

Therapie

> **TIPP**
>
> **Hinweise zur Einnahme von Levothyroxin**
>
> Bitte beachten Sie bei der Einnahme von Levothyroxin die im Kasten auf S. 111 gegebenen Hinweise. Falls Sie neben dem Levothyroxin noch weitere Präparate gegen Erkrankungen aus der folgenden Liste einnehmen, sollten Sie besonders auf deren Inhaltsstoffe achten, da sie die Resorption des Schilddrüsenhormons behindern können:
> - Osteoporose
> - Kalziummangel
> - Zustand nach Nebenschilddrüsenoperation
> - Sodbrennen
> - Mehrproduktion von Magensäure
> - Magen-/Zwölffingerdarm-Geschwüre
> - Blutarmut
> - Eisenmangel

Kombination aus Levothyroxin und Trijodthyronin

Manche Patienten mit einer Unterfunktion profitieren von einer Kombination aus Levothyroxin und Trijodthyronin (T_4, T_3). Trijodthyronin hat etwa die vierfache Wirkung auf die Zellen und Rezeptoren, verglichen mit Levothyroxin. Es gibt Kombinationspräparate mit verschiedenen Verhältnissen von T_3 und T_4. In Deutschland sind die Präparate Novothyral (Merck) und Prothyrid (Sanofi Aventis) zugelassen.

Natürliche Schilddrüsenhormone

Für einige Patienten ist die Einnahme natürlicher Schilddrüsenhormone günstiger.

Ein kleiner Teil von Patienten mit Unterfunktion (fast ausschließlich Hashimoto-Patienten mit lange unerkannter/nicht diagnostizierter Unterfunktion) profitiert von einem natürlichen Schilddrüsenhormon. Dabei handelt es sich um ein aus getrockneten Schweineschilddrüsen hergestelltem Präparat. Es wird in den USA hergestellt und ist in Deutschland über internationale Importeure ohne Probleme zu besorgen (Armour Thyroid; Hersteller: Forest Pharmaceuticals Inc., St. Louis, MO 63045, USA). Bis in die 1950er-Jahre hinein gab es weltweit ausschließlich getrocknete, aus tierischen Schilddrüsen hergestellte Hormonpräparate. Erst im Jahre 1955 wurde in den USA erstmals ein synthetisches Levothyroxin hergestellt, in Europa noch einige Jahre später. Bis in die 1970er-Jahre hinein gab es auch in Deutschland noch Präparate aus getrockneten tierischen Schilddrüsen. Neuerdings gibt es auch in Deutschland einen Hersteller eines natürlichen Hormons: Thyreogland: (Hersteller: Klösterl Apotheke, Waltherstraße 32a, 80337 München).

Der Unterschied der tierischen Präparate gegenüber dem chemisch hergestellten Hormon liegt darin, dass sie eine verzögerte und länger anhaltende Wirkung auf die Rezeptoren haben. Sie sind artfremd und wirken somit nicht so spezifisch wie chemisch hergestelltes, körperidentisches Hormon. Die Dosierung der tierischen Hormone kann daher – zumeist – problemlos erhöht werden, ohne dass unerwünschte Wirkungen auftreten. Insbesondere die Auswirkung auf das Herz-Kreislauf-System (beschleunigte Pulsfrequenz, unregelmäßiger Herzschlag) treten beim Versuch der Dosiserhöhung bei synthetischen Hormonen häufiger auf als bei den tierischen Präparaten.

> **ZUSAMMENFASSUNG**
>
> **Behandlung einer Unterfunktion**
>
> Die Behandlung der Unterfunktion erfolgt überwiegend mit synthetischem Levothyroxin. Es gibt in Deutschland zahlreiche Präparate und Hersteller. Eine kleine Zahl der Patienten profitiert von einer Therapie aus Levothyroxin und Trijodthyronin. Trijodthyronin hat etwa die vierfache Wirkung auf die Zellen verglichen mit Levothyroxin. Ein sehr kleiner Teil der Patienten, die mit synthetischem Schilddrüsenhormon nicht zurechtkommen, profitiert von einem natürlichen, aus getrockneten Schweineschilddrüsen hergestellten Präparat, welches in den USA hergestellt wird, aber in Deutschland ohne Probleme zu beziehen ist.

Therapie

Operation der Schilddrüse

Bei manchen Schilddrüsenkrankheiten bleibt keine Alternative zur Operation.

Der chirurgische Eingriff – also die Entfernung von Schilddrüsengewebe – kann in vielen Fällen die sicherste und effektivste Behandlungsmethode sein. Nach allen Operationen kann eine anschließende dauerhafte Behandlung mit Levothyroxin erforderlich sein, wenn es zu einer Unterfunktion kommt. Dies kann passieren, wenn viel Schilddrüsengewebe entnommen werden musste.

Minimalinvasive Operationstechnik

Seit einigen Jahren kann auch bei Schilddrüsenoperationen eine Technik angewendet werden, die im allgemeinen Sprachgebrauch als »Knopflochoperationstechnik« verstanden wird (medizinischer Fachausdruck: minimalinvasive Operationstechnik). Dabei wird nur ein sehr kleiner Schnitt

> **TIPP**
>
> **Das empfiehlt sich bei Operationsnarben**
>
> Nach einer Operation gibt es eine Narbe – das kann man nicht vermeiden. Sie können aber viel dazu beitragen, dass die Narbe nicht so auffällig wird.
> - Vermeiden Sie Zugkräfte: Jegliche Spannung und jeglicher Zug an den Wundrändern führt zu einer Beeinträchtigung der Wundheilung und zu einer möglichen Vergrößerung der Narbe. Geeignet ist oft eine Zugentlastung durch Pflaster.
> - Massieren Sie die Narbe – nach etwa sechs Wochen wird die Narbe knotig, hart und ragt etwas über die Hautoberfläche hinaus. Massieren Sie in dieser Zeit die Narbe mit gleichmäßigem Druck. Zur Unterstützung können Sie bei der Massage auch spezielle Narbensalben verwenden. Seit einigen Jahren ist eine spezielle Narbensalbe erhältlich, die eigens dafür entwickelt worden ist: Dermatix.
> - Meiden Sie einige Monate lang die Sonne – und jegliches andere UV-Licht (Sonnenstudios, Heimsolarien). Frische Narben können sich durch Einwirkung von UV-Licht dunkel verfärben.

gemacht, durch den dann ein Endoskop eingeführt wird. Der gesamte Eingriff wird per Videokontrolle durchgeführt. Diese Operationsform birgt wenige Risiken und hinterlässt so gut wie keine »Spuren« (Narben). Spezialisierte Kliniken können Knoten oder Schilddrüsen praktisch jeglicher Größe mit diesem Eingriff entfernen. Danach ergeben sich ein viel leichterer Wundheilungsverlauf sowie eine praktisch nicht mehr sichtbare Narbe.

Risiken einer Operation

Eine Operation ist mit Risiken – wenn auch sehr geringen – verbunden. Bei einer chirurgischen Entfernung der gesamten oder von Teilen der Schilddrüse können durch den Eingriff benachbarte Organe in Mitleidenschaft gezogen werden. Das betrifft in erster Linie den Stimmbandnerv (Nervus recurrens) und die Nebenschilddrüsen.

Verletzung des Stimmbandnervs. Die Häufigkeit einer Verletzung des Stimmbandnervs liegt seit einigen Jahren durch den vermehrten Einsatz des Neuromonotoring (Sonde, die den Stimmbandnerv aufspürt) bei nahezu 0 %. In den letzten vier Jahren haben wir in unserer Praxis bei keinem Patienten mehr eine Stimmbandnervschädigung beobachtet.

Entfernung oder Beschädigung der Nebenschilddrüsen. Werden die Nebenschilddrüsen entfernt oder beschädigt, tritt in der Folge ein Mangel an Parathormon auf. Das macht sich an einem niedrigen Kalziumwert im Blut bemerkbar. In den meisten Fällen muss dann lebenslang Kalzium und auch Vitamin D zugeführt werden. Dies tritt häufiger auf bei Operationen wegen Schilddrüsenkrebs, bei denen die gesamte Schilddrüse entfernt werden muss. Auch bei der Operation bei Morbus Basedow kann es dazu kommen, hier sind diese Probleme jedoch meistens zeitlich begrenzt (6–12 Monate).

Therapie

Wann sollte bei Morbus Basedow operiert werden?

Bei diesem Krankheitsbild ist das Ziel der Operation die Entfernung von so viel Schilddrüsengewebe, dass die Überfunktion sicher beseitigt wird. Es dürfen daher nach der Operation nur noch etwa 3–5 g der Schilddrüse übrig bleiben. Bei der Operation wird also der größte Teil der überaktiven Drüse entfernt. Die Operation wurde erstmalig im Jahr 1907 von dem Chirurgen Dunhill durchgeführt. Diese Operationsmethode wurde daher nach Dunhill benannt (siehe S. 97).

Zu einer Operation des Morbus Basedow wird geraten, wenn die Behandlung einer Überfunktion mit Thyreostatika über ein Jahr (in bestimmten Fällen auch bis zu 18 Monate) nicht erfolgreich war und eine oder mehrere der folgenden Gegebenheiten vorliegt:

- Schilddrüsengröße > 30 g,
- mechanische Behinderungen,
- Verdacht auf bösartige Veränderungen,
- Radiojodtherapie nicht möglich (Überfunktion, hervorgerufen durch Jod, die sich nicht mit einer Radiojodtherapie behandeln lässt),
- deutliche Augensymptome,
- Patientenwunsch,
- Kinderwunsch älterer Frauen, um die zeitliche Verzögerung des Eintritts einer normalen Schilddrüsenfunktion nach Radiojodtherapie zu vermeiden.

Struma mit Knotenbildung

Der häufigste Grund für Schilddrüsenoperationen sind Knoten in einer normal großen oder vergrößerten Schilddrüse.

Bei knotigen Veränderungen (kalten Knoten) in einer vergrößerten Schilddrüse (Struma nodosa) wird sehr häufig chirurgisch behandelt. Dieses Krankheitsbild macht etwa 80 % aller Schilddrüsenoperationen aus.

Ein kalter Knoten wird immer dann operativ angegangen, wenn
- mechanische Behinderungen (Atem- oder Schluckbeschwerden) vorhanden sind,
- gleichzeitig eine Schilddrüsenautonomie und eine latente oder manifeste Überfunktion vorliegen,
- der Verdacht auf eine bösartige Veränderung vorhanden ist,
- der Patient die Operation von sich aus will,
- eine Therapie mit Medikamenten nicht mehr wirkt.

Struma ohne Knoten

Manchmal ist es auch bei einer reinen Schilddrüsenvergrößerung aufgrund von Jodmangel (Jodmangelstruma) am besten, als ersten Behandlungsschritt eine Operation einzusetzen. Das kommt dann infrage, wenn der Kropf auf die benachbarten Organe drückt und zu Behinderungen führt. Man kann durch einen großen Kropf zum Beispiel stark am Schlucken gehindert werden oder auch viel schlechter Luft bekommen. Eine Operation bringt dann Erleichterung.

Manchmal ist auch bei einer Struma ohne Knoten eine Operation erforderlich, z. B. wenn der Kropf so groß ist, dass er auf die benachbarten Organe drückt.

Unter folgenden Umständen kommt eine Operation bei einer Struma ohne Knoten infrage:
- Beschwerden durch Einengung von Luft- oder Speiseröhre,
- unzureichende Wirksamkeit einer medikamentösen Therapie,
- anormale Lage von Schilddrüsengewebe (hinter dem Brustbein).

Therapie

Bösartige Tumoren (Karzinome)

Bei bösartigen Tumoren ist die Operation unbedingt erforderlich, hierbei wird die gesamte Schilddrüse entfernt. Außerdem werden zusätzlich die umgebenden Lymphknoten herausgenommen und auf das Vorhandensein von Tumorzellen untersucht. Bösartige Tumoren neigen dazu, sich in die Umgebung auszubreiten – am ehesten betroffen sind davon die in der Nähe gelegenen Lymphknoten.

Radiojodtherapie nach der Operation

Zusätzlich ist bei bösartigen Tumoren immer (Ausnahmen: C-Zell-Karzinom, papilläres Mikrokarzinom [< 1 cm]) eine Radiojodtherapie im Anschluss an die Operation erforderlich, um verbliebene Zellverbände (gut- und/oder bösartige Zellen) auszuschalten. Durch diese Therapiemaßnahme verbleibt keine Schilddrüsenzelle mehr im Körper. Dies hat zur Folge, dass der in Schilddrüsenzellen produzierte Eiweißstoff Thyreoglobulin auf »Null« sinkt und dann als Marker für die Nachsorge eingesetzt werden kann.

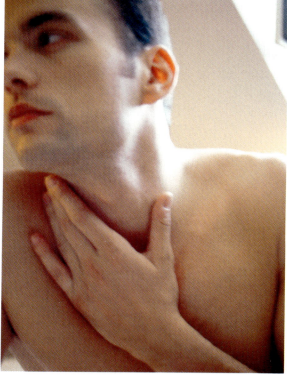

▲ Eine Operation ist auf jeden Fall erforderlich, wenn festgestellt wurde, dass in der Schilddrüse ein bösartiger Tumor vorhanden ist.

Darüber hinaus wird durch eine Ganzkörperuntersuchung festgestellt, ob bereits jodspeichernde Absiedlungen (Metastasen) vorhanden sind.

> **ZUSAMMENFASSUNG**
>
> ## Wann muss operiert werden?
>
> Neben der Behandlung mit Medikamenten kommt auch ein chirurgischer Eingriff bei verschiedenen Erkrankungen infrage. Dabei können einzelne Schilddrüsenbezirke, aber auch ein gesamter Lappen oder die ganze Schilddrüse entfernt werden. Diese Therapieform wird zum Beispiel bei starker Überfunktion, autonomen Knoten oder bösartigen Tumoren gewählt. Bei Knotenstrumen wird durch den chirurgischen Eingriff sichergestellt, dass alle Knoten nach dem Eingriff entfernt sind. Bei der Immunhyperthyreose (Morbus Basedow) wird die Operationsmethode nach Dunhill eingesetzt, dabei wird ein Lappen komplett entfernt, der andere bis auf einen kleinen Rest, um sicherzustellen, dass sich nach der Operation kein Rezidiv (Wiederauftreten) der Erkrankung bildet. Der häufigste Grund ist jedoch das Vorliegen einer Knotenstruma bei unklarer Situation, ob einer oder mehrere Knoten bösartig sind. Eine weitere Indikation liegt vor, wenn die Schilddrüse stark vergrößert ist und durch Druck auf die Nachbarorgane Beschwerden auslöst.

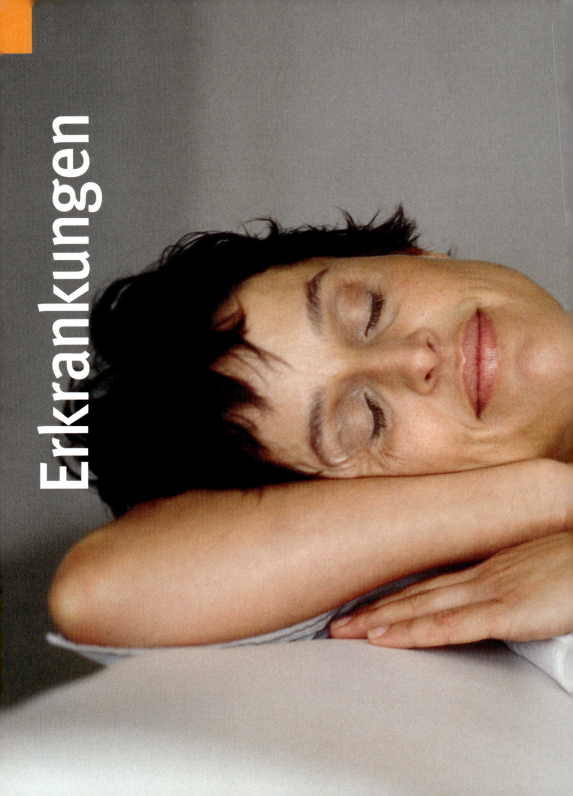
Erkrankungen

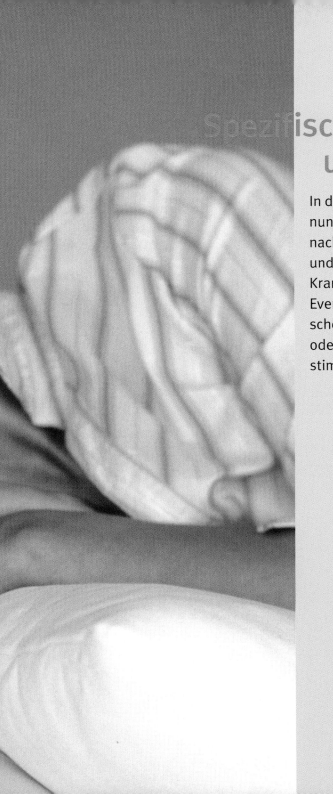

Spezifische Diagnose und Therapie

In diesem Kapitel können Sie nun ganz genau und gezielt nachlesen, wie die Diagnostik und Therapie bei bestimmten Krankheitsbildern abläuft. Eventuell hat Ihnen Ihr Arzt schon eine Diagnose mitgeteilt oder Sie selbst haben eine bestimmte Vermutung.

Erkrankungen

Struma mit oder ohne Knoten

Schilddrüsenvergrößerungen lassen sich gemäß der WHO (World Health Organization = Weltgesundheitsorganisation) in verschiedene Stadien einteilen (siehe Tabelle).

Einteilung der Schilddrüsenvergrößerung gemäß WHO

Stadium	Befund
0a	keine Struma
0b	tastbare, aber nicht sichtbare Struma
I	tastbare und bei zurückgebeugtem Kopf sichtbare Struma
II	sichtbare Struma
III	große, sichtbare Struma

Diagnose einer Struma

Schilddrüsenvergrößerungen haben verschiedene Ursachen. Daher ist unbedingt eine genaue Diagnostik erforderlich, um zielgerichtet behandeln zu können.

Anamnese: Fragen nach Engegefühlen, Kloßgefühl, Schluckbeschwerden, Luftnot, Globusgefühl.

Tastuntersuchung: Vergrößerung in vielen Fällen tastbar.

Ultraschall: Die Sonographie ist die wichtigste Untersuchungsmethode bei einer Struma. Hiermit wird die Größe bestimmt (Richtwerte für die Normalgröße siehe S. 71) und festgestellt, ob Knoten vorhanden sind. Liegen Knoten vor, schließen sich andere Untersuchungen an. Und zwar:

Szintigraphie: Wenn Knoten bestehen, ist es wichtig festzustellen, ob es sich um hyperaktive (»heiße«) oder weniger aktive (»kalte«) handelt.

Laboruntersuchungen: Nachweis, ob die Schilddrüsenhormonwerte verändert sind (TSH erniedrigt, was auf Vorliegen autonomer Zellen hinweist). Außerdem Untersuchung auf Autoantikörper, um eine Autoimmunerkrankung (z. B. Morbus Basedow) auszuschließen.

Feinnadelpunktion: Die Entnahme von Gewebeproben per Feinnadelpunktion bei kalten Knoten, um sicherzugehen, dass keine bösartige Erkrankung vorliegt.

Röntgenuntersuchung: Bei sehr großen und hinter dem Brustbein gelegenen Kröpfen wird zusätzlich eine Röntgenuntersuchung durchgeführt, um einschätzen zu können, wie stark die Nachbarorgane (Luftröhre, Speiseröhre, Blutgefäße) eingeengt oder verlagert sind.

Therapie einer Struma

Die Therapie der diffusen euthyreoten Struma (also eines Kropfes, der keine Knoten hat, und bei dem noch normale Schilddrüsenhormonwerte vorliegen) erfolgt mit einer Kombination aus Levothyroxin und Jodid. Unter Umständen kann vor allem bei großen Strumen eine Operation die erste Wahl sein (siehe S. 116) oder auch die Verkleinerungsbehandlung mit Radiojod (siehe S. 105). Letztere kommt dann infrage, wenn nicht operiert werden kann, die Struma trotz konservativer Therapie (Einnahme von Medikamenten) weiter an Größe zunimmt oder aber ein Stimmbandnerv durch eine vorherige Operation bereits geschädigt wurde.

Erkrankungen

Diagnose und Therapie bei Knoten

Wurde bei der Ultraschalluntersuchung der Schilddrüse festgestellt, dass ein oder mehrere Knoten in Ihrer Schilddrüse vorhanden sind, schließt der Arzt weitere Untersuchungen an. Zuerst kommt die Szintigraphie, mit der geprüft werden soll, ob der Knoten hyperaktiv ist, also mehr Jod aufnimmt und auch mehr Schilddrüsenhormone produziert (das wäre dann ein heißer Knoten), oder ob er wenig oder vollkommen inaktiv ist – in diesem Fall läge ein kalter Knoten vor. In den meisten Fällen sind die kalten Knoten gutartiger Natur, selten (ca. 3–5 %) können es aber auch bösartige Tumoren sein, die so schnell wie möglich erkannt und behandelt werden sollten.

Bei kalten Knoten prüft der Arzt, ob sie gutartig sind

Bei kalten Knoten sollte (wenn sie in der Sonographie echoarm [dunkel] sind) immer eine Feinnadelpunktion durchge-

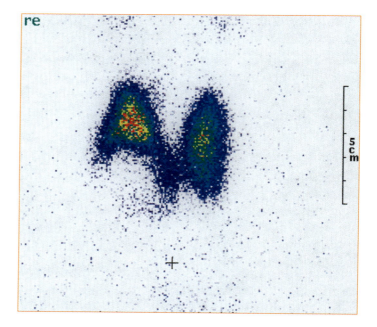

▶ Der Arzt klärt mithilfe der Szintigraphie ab, ob es sich um heiße oder kalte Knoten handelt. Bei dieser Patientin befindet sich im rechten Schilddrüsenlappen ein kalter Knoten (im Szintigramm links unten).

führt werden. Ab einer Größe von 1 cm wird eine Punktion empfohlen. (Die Mindestgröße von 1 cm wurde gewählt, um sicher zu sein, den Knoten unter Ultraschallsicht auch sicher zu treffen). Bei der Feinnadelpunktion werden Zellen aus dem Knoten entnommen. Diese Zellen werden auf einem Objektträger ausgestrichen und an ein spezielles Labor zur zytologischen Untersuchung gesandt.

- Liegt ein bösartiger Tumor vor, muss eine sofortige Operation erfolgen (siehe S. 116).
- Ist nicht eindeutig zwischen einem gut- oder bösartigen Tumor zu unterscheiden, muss ebenfalls zu einem chirurgischen Eingriff geraten werden.
- Ist nach der Zelluntersuchung eindeutig kein bösartiger Befund vorhanden, kann man abwarten und den Schilddrüsenknoten regelmäßig per Sonographie überwachen.

Kontrolluntersuchungen bei Knoten

Der Abstand der Kontrolluntersuchungen bei Knoten beträgt in der Regel zwölf Monate. Es wird beurteilt, ob der Knoten größer wird und/oder sein Erscheinungsbild bezüglich des Echomusters (echonormal/echoarm) ändert. Bei jeder Nachuntersuchung wird dann erneut festgelegt, wie weiter vorgegangen wird.

Kontrolluntersuchungen sind normalerweise alle 12 Monate erforderlich.

Diese Nachuntersuchungen sollten regelmäßig wahrgenommen werden, um eine möglichst frühzeitige Therapieentscheidung einleiten zu können.

Diagnose und Therapie von Zysten

Eine weitere Ursache für eine Vergrößerung und/oder Knotenbildung innerhalb der Schilddrüse können Zysten sein. Zysten sind flüssigkeitsgefüllte Hohlräume, die von Zystenwänden umschlossen sind. Sie sind in den allermeisten Fällen gutartiger Natur. Im Ultraschallbild lässt sich sehr gut er-

Erkrankungen

kennen, ob eine Zyste vorhanden ist, da sich Flüssigkeiten als durchgehend schwarze Flächen darstellen.

Wenn eine Zyste durch Druck auf das umliegende Schilddrüsengewebe Beschwerden auslöst, wird sie punktiert: Es wird versucht, die Flüssigkeit mit einer Nadel zu entleeren. Die erhaltene Zystenflüssigkeit wird zusätzlich unter dem Mikroskop untersucht.

Leider neigen Zysten, gerade wenn sie größer sind, häufig dazu wieder zu kommen. Dann sollte nach ein oder zwei erfolglosen Punktionen besser eine chirurgische Entfernung ins Auge gefasst werden, wenn durch die Zyste Beschwerden entstehen (Druckgefühl, Kloßgefühl, Schmerzen, Einengung der Luftröhre).

> **TIPP**
>
> ### Auf die Punktionsstelle drücken
>
> Nach Entfernung der Flüssigkeit aus der Zyste ist übrigens die Mithilfe der Patienten gefragt. Am besten schließt sich nämlich die Zyste, wenn die Zystenwände für eine gewisse Zeit aneinandergedrückt werden. Hierzu sollte die Punktionsstelle ein paar Minuten mit leichtem Druck komprimiert werden.

> **ZUSAMMENFASSUNG**
>
> ### Struma mit/ohne Knoten oder Zysten
>
> Die Diagnose einer Struma wird per Tastuntersuchung und Ultraschall (Größe, Vorhandensein von Knoten) gestellt. Die Behandlung der Jodmangelstruma erfolgt mit einer Kombination aus Levothyroxin und Jodid. Ist eine Zyste (flüssigkeitsgefüllter Hohlraum) die Ursache für die Schilddrüsenvergrößerung, kann die Diagnose gut per Ultraschall gestellt werden. Bei Zysten kann ein Therapieerfolg durch Punktion möglich sein. Ist ein Knoten für die Struma verantwortlich, muss vor einer Therapie geklärt werden, welche Art der Gewebeveränderung vorliegt. Hierfür ist eine Szintigraphie und bei Vorliegen kalter Knoten die Feinnadelpunktion notwendig. Ist der Knoten gutartig, hängt die Wahl der Therapie davon ab, wie groß dieser ist und ob er Beschwerden macht. Wenn ja, wird zu einer Operation geraten. Ist er klein, kann abgewartet werden. Wenn das Ergebnis der Feinnadelpunktion auf Bösartigkeit hinweist, muss sofort operiert werden.

Schilddrüsenautonomie

Die Häufigkeit des Auftretens von autonomen Zellen nimmt mit dem Lebensalter und auch mit der Größe und der Beschaffenheit eines Kropfes zu. Sind knotige Veränderungen vorhanden, dann steigt die Wahrscheinlichkeit, dass diese sich zu autonomen Bezirken umwandeln.

Diagnose und Therapie einer Schilddrüsenautonomie

Diagnose: Ultraschall und Szintigraphie.

Labor: fT_4 und fT_3 sowie TSH.

Zur Abgrenzung gegenüber der Immunhyperthyreose ist es in manchen Fällen notwendig, zusätzlich die TSH-Rezeptor-Antikörper zu bestimmen. Es gibt auch Mischformen, bei denen sowohl eine Autonomie als auch ein Morbus Basedow vorliegt (sogenanntes Marine-Lenhart-Syndrom). Die Vorgehensweise bei diesem Syndrom richtet sich nach der Behandlung der Autonomie.

Es muss immer behandelt werden, wenn die Symptome einer Schilddrüsenüberfunktion vorhanden sind, auch wenn fT_4 und fT_3 noch im Normbereich liegen, aber das basale TSH erniedrigt ist.

Eine Schilddrüsenautonomie wird behandelt, wenn Symptome einer Überfunktion vorliegen.

Thyreostatikatherapie

Begonnen wird mit einer thyreostatischen Therapie. Die Dosierung der Thyreostatika richtet sich dabei nach den vorliegenden Krankheitszeichen und der Höhe der Schilddrüsen-

Erkrankungen

hormonkonzentration. Bei milden klinischen Zeichen können auch anfangs pflanzliche Präparate eingesetzt werden. Es wird weiterbehandelt, bis die Schilddrüsenhormonwerte im normalen Bereich liegen. Eine thyreostatische Therapie kann auch als sogenannte probatorische Behandlung durchgeführt werden. Dabei möchte der Arzt feststellen, ob Sie auch tatsächlich von einer definitiven Eindämmung der Hormonproduktion profitieren würden – sich also die Symptome bessern. Die thyreostatische Therapie ist, da sie keine Heilung der Autonomie herbeiführt, sondern lediglich eine Dämpfung der Hormonproduktion, nur eine zeitlich befristete Therapieform. Die definitive Behandlung bei der Autonomie ist immer die Radiojodtherapie oder die Operation.

Operation bzw. Radiojodtherapie

Bei der Operation (siehe S. 116) kann es notwendig sein, so viel Schilddrüsengewebe zu entfernen, dass theoretisch eine Unterfunktion entstehen würde. Diese wird jedoch nicht zugelassen, da unmittelbar nach der Operation das notwendige Hormon durch eine synthetische Hormontablette ausgeglichen wird.

TIPP

Vorsicht! Keine großen Jodmengen aufnehmen

Bekommt ein Patient mit einer Schilddrüsenautonomie plötzlich sehr viel Jod, kann es passieren, dass in kürzester Zeit eine immense Menge an Schilddrüsenhormonen gebildet wird. Große Mengen an Jod können z. B. zugeführt werden, wenn bei einer Computertomographie jodhaltige Kontrastmittel eingesetzt werden. Die überstürzte und sehr hohe Hormonproduktion kann sehr schwere Folgen haben und sogar zum thyreotoxischen Koma führen (siehe auch »Thyreotoxische Krise«, S. 147).

Bei Menschen, die eine vergrößerte Schilddrüse oder auch eine Schilddrüsenerkrankung in der Vorgeschichte haben, raten Experten dazu, vor Gabe von jodhaltigen Kontrastmitteln oder bestimmter jodhaltiger Medikamente immer eine TSH-Bestimmung durchzuführen. (Große Jodmengen können auch durch Medikamente zugeführt werden, z. B. in der Behandlung von Herzrhythmusstörungen mit dem Medikament Amiodaron.)

Schilddrüsenautonomie

Die Wirkung der Radiojodtherapie (siehe S. 105) zeigt sich meist etwa nach drei bis sechs Monaten. In dieser Zeit kann es sinnvoll sein, dass Sie thyreostatisch weiterbehandelt werden. Bei manchen Patienten muss die Radiojodtherapie nochmals durchgeführt werden, weil die erste Behandlung nicht ausreichend war. Auch bei der Radiojodtherapie kann es durch Zerstörung von zu viel Schilddrüsengewebe zu einer Unterfunktion kommen – diese wird ebenfalls (wie nach einer ausgedehnten Operation) sofort mit synthetischem Schilddrüsenhormon ausgeglichen.

Nachsorgeuntersuchungen

Nach der Operation oder der Radiojodbehandlung besteht die Notwendigkeit von Nachsorgeuntersuchungen. Diese haben den Sinn festzustellen, ob die Behandlung erfolgreich war und ob ein Ersatz des Schilddrüsenhormons erforderlich ist, und wenn ja, dessen Dosierung zu ermitteln.

Bei der Operation ist der Zeitpunkt der ersten Kontrollen nach vier Wochen und in drei Monaten, danach jährlich. Die Radiojodtherapie erfordert einen ersten Nachsorgetermin nach drei Monaten. Die Nachsorge dient der Kontrolle, ob die Therapie erfolgreich war, die Schilddrüsenhormonkonzentration also nicht mehr zu hoch ist. Der Arzt wird eine Ultraschalluntersuchung durchführen, eventuell eine Szintigraphie und zusätzlich fT_4, fT_3 und TSH bestimmen. Bei diesen Terminen wird auch festgestellt, ob die Schilddrüse jetzt zu wenig Hormon bildet, also eine Anschlussbehandlung mit Levothyroxin erfolgen sollte.

> **ZUSAMMENFASSUNG**
>
> **Diagnose und Therapie bei Schilddrüsenautonomie**
>
> Die Diagnose der Schilddrüsenautonomie erfolgt über Ultraschall, Szintigraphie sowie über die Laborwerte. Als Therapie kommen eine Operation und eine Radiojodbehandlung in Betracht, vorübergehend kann es auch erforderlich sein, Thyreostatika (Schilddrüsenblocker) einzusetzen, um vor der definitiven Maßnahme eine normale Schilddrüsenfunktion zu erreichen.

Erkrankungen

Morbus Basedow

Beim Morbus Basedow liegt eine erbliche Komponente vor. Ausgelöst wird die Erkrankung zumeist durch äußere oder innere Stressfaktoren.

Der Morbus Basedow (Immunhyperthyreose) ist eine Autoimmunerkrankung, bei der der Körper Antikörper gegen eigene Strukturen bildet, sodass der Körper sich selbst bekämpft (siehe S. 87). Dabei werden typischerweise Antikörper gebildet, die am TSH-Rezeptor binden und zu einer dauernden Schilddrüsenstimulation führen.

Ein Drittel aller Morbus-Basedow-Fälle tritt vor dem 35. Lebensjahr auf – also in noch sehr jungen Jahren. Und die Frauen haben die Nase dabei leider deutlich vorn. Die Erkrankungshäufigkeit nimmt mit zunehmendem Lebensalter ab.

Diagnose des Morbus Basedow

Früher waren die Tests für TSH-Rezeptor-Antikörper unempfindlicher als heute, sodass häufig ein Morbus Basedow vermutet, aber nicht laborchemisch bewiesen werden konnte. Dies hat sich in den letzten Jahren geändert, die Tests sind äußerst empfindlich geworden und lassen bereits milde Verlaufsformen erkennen. Augenveränderungen sind zwar häufig, müssen jedoch nicht dabei sein. Sehr selten sind begleitende Weichteil- und Gelenkveränderungen (Unterschenkel, Finger).

In den meisten Fällen ist die Schilddrüse vergrößert, Augenveränderungen kommen bei etwa 60 % der Betroffenen vor. Nahezu alle Erkrankten haben zusätzlich zu den mehr oder weniger stark erhöhten TSH-Rezeptor-Antikörpern meist deutlich erhöhte TPO- und auch Tg-Antikörper.

Morbus Basedow

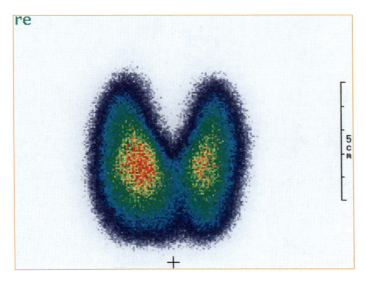

▶ Das Szintigramm einer Patientin mit Morbus Basedow zeigt eine deutlich vergrößerte Schilddrüse und eine stark gesteigerte Jodaufnahme. In diesem Fall betrug die Jodaufnahme 28,6 %; der Normalwert liegt bei 1 %.

Wie lässt sich der Morbus Basedow von der Schilddrüsenautonomie abgrenzen?

Die wichtigste diagnostische Maßnahme ist die Abgrenzung des Morbus Basedow von der zuvor beschriebenen Schilddrüsenautonomie. Dazu helfen, neben dem Nachweis von Antikörpern, die in der Tabelle genannten zusätzlichen diagnostischen Maßnahmen und Befunde.

INFO

Diagnose des Morbus Basedow auf einen Blick

Die Anamnese liefert bereits deutliche Hinweise auf das Vorliegen eines Morbus Basedow: Die Betroffenen leiden unter Unruhe, vermehrtem Schwitzen, beschleunigtem oder unregelmäßigem Puls. In der klinischen Untersuchung fallen, wenn vorhanden, Augenveränderungen sofort auf, häufig besteht eine tastbare Struma, der Puls ist zu schnell. Die Laboruntersuchungen zeigen typischerweise meist eine sehr deutlich erhöhte fT_3- und/oder fT_4-Konzentration, TSH ist meistens völlig supprimiert; der Beweis für das Vorliegen einer Immunhyperthyreose ist der Nachweis des TSH-Rezeptor-Antikörpers. Im Ultraschall zeigt sich eine diffus verminderte Echodichte, im Farbdoppler-Ultraschall eine vermehrte Durchblutung. In der Szintigraphie fällt auf, dass die Jodaufnahme (Technetium-Uptake) meist massiv erhöht ist.

Erkrankungen

So können die Schilddrüsenautonomie und der Morbus Basedow in den meisten Fällen gut voneinander abgegrenzt werden

Autonomie	Morbus Basedow
Knotenstruma (häufig)	Einheitliches Strumagewebe
schleichender Beginn	plötzlicher Beginn
älterer Patient	jüngerer Patient
größerer Anteil von Männern	sehr geringer Männeranteil
keine Augenveränderungen	häufig Augensymptome, unterschiedlicher Schweregrad
keine Antikörper	positive Schilddrüsenantikörper: TSH-R-AK, TPO-AK, Tg-AK

Therapie des Morbus Basedow

Der Morbus Basedow ist eine Krankheit, die in bis zu 40 Prozent der Fälle nach einer thyreostatischen Behandlung ausheilt.

Einnahme von Thyreostatika

Mit Schilddrüsenblockern ist bei etwa 40 % aller Patienten nach etwa einem Jahr ein Behandlungserfolg (Verschwinden der Krankheit) zu erzielen.

Da nach einem Jahr der Thyreostase bei etwa 40 Prozent der Patienten mit einer dauerhaften Heilung gerechnet werden kann, wird in den meisten Fällen eine thyreostatische Therapie mit Thiamazol oder Carbimazol (selten auch Propylthiouracil) an den Anfang gestellt. Bei starken Herz-Kreislauf-Problemen (hoher Puls) haben sich als zusätzliche Therapie Betablocker bewährt.

Vorerst wird für zunächst ein Jahr (in einigen Fällen bis zu 1,5 Jahre) die thyreostatische Behandlung durchgeführt, dann wird ein sogenannter Auslassversuch unternommen (das Medikament wird abgesetzt). Der Auslassversuch macht allerdings nur dann Sinn, wenn der TSH-Wert gut messbar ist (über 1,0 mU/l). Das Behandlungsziel ist die Besserung der Krankheitszeichen und das Verschwinden der Erkrankung. Besteht die Überfunktion unter der Thyreostase weiter (weiter supprimierter TSH-Wert), auch nach Verlängerung der Therapie auf 18 Monate, muss eine Operation oder Radiojodtherapie durchgeführt werden, da die Chancen auf Heilung bei weiter bestehender thyreostatischer Therapie äußerst gering sind.

Mögliche Nebenwirkungen von Thyreostatika

Pflanzliche Thyreostatika haben keine Nebenwirkungen. Sie können daher über einen längeren Zeitraum ohne Kontrolle eingenommen werden. Chemische Thyreostatika haben dosisabhängige Nebenwirkungen, die in der Tabelle auf S. 103 aufgeführt sind.

Wann muss operiert werden?

Eine Operation kommt dann infrage, wenn mit einer thyreostatischen Behandlung kein ausreichender Erfolg erzielt wurde – die Überfunktion also weiter besteht. Bei der Operation wird das überaktive Schilddrüsengewebe chirurgisch entfernt. Die »Standardoperationsmethode« ist die Entfernung eines Lappens sowie die nahezu vollständige Entfernung des anderen Schilddrüsenlappens (Restgewebe < 4 ml). Diese Operationsmethode wurde zuerst von dem australischen Chirurgen Dunhill beschrieben (siehe S. 97). Direkt nach der Operation erhält der Patient ein synthetisches Schilddrüsenhormon; die genaue Einstellung der Dosierung wird etwa vier Wochen nach Operation durch eine Blutuntersuchung festgelegt.

Wenn die thyreostatische Therapie nicht anschlägt, muss ein operativer Eingriff oder eine Radiojodtherapie ins Auge gefasst werden.

Radiojodtherapie

Zu einer Behandlung mit Radiojod wird dann geraten, wenn die anfängliche thyreostatische Therapie nicht erfolgreich war und eine Operation vom Patienten abgelehnt wird. Ein weiteres, wichtiges Kriterium ist die Größe der Schilddrüse. Bei Schilddrüsen, die eine Größe von mehr als 30 g (ml) haben, sollte bevorzugt die Operation eingesetzt werden, da die Radiojodtherapie eine zeitverzögerte Wirkung hat und bei

Erkrankungen

größeren Volumina unter Umständen mehrere Radiojodtherapien durchgeführt werden müssen, was zu einer deutlichen zeitlichen Verzögerung der Heilung des Patienten führt.

Bei sehr starken Augensymptomen (endokrine Orbitopathie) sollte die Radiojodtherapie ebenfalls zurückhaltend eingesetzt werden, da sich gezeigt hat, dass sich diese bei Radiojodbehandlung verschlechtern können. Daher wird seit einigen Jahren routinemäßig nach einer Radiojodtherapie eine Kortisontherapie zur Unterdrückung des Immunsystems durchgeführt. Das Schema der Kortisontherapie wird auf S. 141 beschrieben.

Wie bei der Operation wird vor Einleitung der Radiojodbehandlung mit Thyreostatika eine normale Stoffwechsellage eingestellt. Bei den meisten der mit Radiojod therapierten Patienten ist mit einer einmaligen Therapie eine Heilung erreichbar. In selteneren Fällen muss jedoch eine zweite (manchmal auch dritte) Radiojodtherapie durchgeführt werden. Der Effekt der Therapie setzt etwa zwölf Wochen nach der Therapie ein. So lange ist es unter Umständen notwendig die Behandlung mit Thyreostatika weiterzuführen. Auch bei dieser Behandlungsform kommt es zumeist zu einer lebenslangen Substitutionsnotwendigkeit mit synthetischem Schilddrüsenhormon.

Welche Nachuntersuchungen sind notwendig?

Die Art und Häufigkeit der Nachuntersuchungen richten sich nach dem Krankheitsbild und der gewählten Therapieform. Folgende Übersicht zeigt, welche Untersuchungen wann in etwa infrage kommen – natürlich richten sich diese Kontrollen nach dem bei Ihnen vorliegenden individuellen Krankheitsverlauf.

Welche Kontrollen sind bei der Therapie des Morbus Basedow nötig?

Behandlung	notwendige Kontrolluntersuchungen
Einnahme von Thyreostatika	Nach Beginn der Behandlung ist alle vier Wochen eine Blutuntersuchung notwendig. Untersucht werden die Schilddrüsenlaborwerte (TSH, fT_4, fT_3,) sowie die Leberwerte und das Blutbild. Ferner wird die klinische Situation beurteilt (Gewicht, allgemeines Befinden, Größe der Struma, die Herzfrequenz, Augensymptome und der Halsumfang); auch das Auftreten evtl. Nebenwirkungen muss untersucht und dokumentiert werden (Blutbildveränderungen, Leberwertveränderungen, Auftreten von Hautreaktionen). Wenn nach erfolgreicher thyreostatischer Behandlung (nach ein oder 1,5 Jahren) eine Remission der Erkrankung eingetreten ist, sollten anfangs ebenfalls in vierwöchigen Abständen Laboruntersuchungen stattfinden. Bei stabilem Befund kann die Kontrolle auf drei Monate ausgedehnt werden.
Operation	Nach vier Wochen wird erstmals eine Kontrolluntersuchung durchgeführt. Hierbei werden die Laborwerte getestet und die bereits in der Klinik eingeleitete Therapie mit synthetischem Schilddrüsenhormon evtl. korrigiert. Nach etwa drei Monaten erfolgt dann eine Szintigraphie und Sonographie, um den Operationserfolg zu dokumentieren. Danach (bei guter Einstellung mit synthetischem Hormon) genügen Kontrolluntersuchungen in jährlichen Abständen; dabei werden die Laborwerte kontrolliert sowie eine Sonographie durchgeführt.
Radiojodtherapie	Die erste Untersuchung erfolgt nach vier Wochen. Hier wird geprüft, ob die thyreostatische Therapie noch notwendig ist; eventuell wird die Dosis angepasst. Zwölf Wochen nach Radiojodtherapie erfolgt die erste Bildgebung: Sonographie, Szintigraphie, um das Ausmaß des Rückgangs des Schilddrüsenvolumens zu dokumentieren. Hierbei erfolgt nochmals eine Kontrolle der Laborwerte. Weitere Nachuntersuchungen sind in vier- bis sechswöchigen Abständen notwendig, um bei beginnender Unterfunktion rechtzeitig einen Ausgleich der fehlenden Hormonproduktion durch synthetische Schilddüsenhormone sicherzustellen. Ist die richtige Dosis gefunden, genügen Nachuntersuchungen in einjährigen Abständen mit Kontrolle der Laborwerte und Sonographie.

Erkrankungen

Die Angaben in der Tabelle sind nur als Orientierung zu verstehen. Die Nachuntersuchungen sollten Sie unbedingt im eigenen Interesse wahrnehmen, damit eine evtl. erneut entstehende Überfunktion so bald wie möglich erkannt wird und behandelt werden kann. Außerdem muss sichergestellt werden, dass keine Unterfunktion eintritt oder keine Unterdosierung mit Schilddrüsenhormon unangepasst bestehen bleibt.

ZUSAMMENFASSUNG

Diagnose und Therapie bei Morbus Basedow

Der Morbus Basedow ist eine Autoimmunerkrankung, bei der es durch ständige Aktivierung des TSH-Rezeptors zu einer Überproduktion von Schilddrüsenhormonen kommt. Diagnostiziert wird diese Erkrankung über die Symptome (häufig auch typische Augenveränderungen) sowie über die Laborwerte (Autoantikörperwerte erhöht), auch Ultraschall und Szintigraphie. Therapeutisch werden zunächst über einen Zeitraum von 1 bis 1,5 Jahren Thyreostatika eingesetzt, bei Nicht-Ansprechen kommt dann die Radiojodtherapie oder die Operation infrage.

Was sind Autoimmunerkrankungen?

Zu den Autoimmunerkrankungen im Bereich der Schilddrüse gehören die Autoimmunthyreoiditis vom Typ Hashimoto und die Immunhyperthyreose vom Typ Morbus Basedow, die bereits beschrieben wurden. Bei diesen Krankheiten kommt es zu einer überschießenden Immunantwort – das Gleichgewicht zwischen den potenziellen, selbstzerstörerisch wirkenden T-Zellen und den regulatorischen T-Zellen ist gestört. Normalerweise werden die gegenüber Eindringlingen aggressiv auftretenden T-Zellen durch die regulatorischen, selbstschützenden T-Zellen »in Schach gehalten«.

Antikörper sind Immunglobuline – Proteine (Eiweiße) –, die zur Abwehr von äußeren »Eindringlingen« (Bakterien, Viren) produziert werden. Normalerweise vernichten diese Antikörper spezifisch die »Eindringlinge«, es gibt jedoch häufig innerhalb des menschlichen Organismus Ähnlichkeiten mit den Bindungsstellen der »Eindringlinge«, gegen die der spezifische Antikörper gerichtet ist. Dies ist die Erklärung für das Auftreten von Autoimmunkrankheiten. Die Autoantikörper binden im Körper also an Stellen, die sie als fremd erkennen und aktivieren das Auftreten und Binden sogenannter »Fresszellen« (Phagozyten), was dann zu einer Zerstörung des Organs führen kann.

Neben der Autoimmunthyreoiditis und dem Morbus Basedow sind verschiedene andere Autoimmunkrankheiten bekannt: Diabetes mellitus Typ I (Auftreten hauptsächlich bei Kindern und Jugendlichen, häufig kombiniert mit der Autoimmunthyreoiditis). Rheumatoide Arthritis, multiple Sklerose, verschiedene Allergien. Neben der gemeinsam auftretenden Form der endokrinen Autoimmunerkrankung (z. B. Hashimoto-Thyreoiditis und Diabetes mellitus Typ I) gibt es auch das Auftreten von Autoimmunerkrankungen und nicht endokrinen Immunopathien.

Bei Nachweis einer Autoimmunthyreoiditis, sei es vom Typ Hashimoto oder Morbus Basedow, sollte daher bei einer Erstuntersuchung routinemäßig nach dem Vorliegen anderer Autoimmunkrankheiten gefahndet werden. Die Aufmerksamkeit sollte außerdem auf die nicht endokrinen Erkrankungen (relativ häufig) wie Arthritis oder die sogenannte Weißfleckenkrankheit (Vitiligo) gerichtet werden. Treten mehrere Autoimmunkrankheiten gleichzeitig auf, spricht man von einer Polyendokrinopathie (griech.: polü = viel).

Erkrankungen

Endokrine Orbitopathie

Bei der Diagnose und der Behandlung der endokrinen Orbitopathie arbeiten Ärzte verschiedener Fachrichtungen eng zusammen: Augenärzte, Endokrinologen, Radiologen, Strahlentherapeuten, HNO-Ärzte. Die Untersuchungen sind teilweise sehr speziell, weshalb ihre ausführliche Darstellung den Rahmen dieses Buches sprengen würde.

Diagnose der endokrinen Orbitopathie

Anamnese.

Klinische Untersuchungen:
- Weite der Lidspalte: wird mit einem Millimetermaß gemessen
- Hervortreten der Augen (Untersuchung der Augen mit einem speziellen Gerät),
- Spiegelung des Augenhintergrunds,
- Beweglichkeit der Augen,
- Sehvermögen (Visus),
- Prüfung auf Doppelbilder bei Konvergenz der Augen von Fern- auf Nahsicht.

Weitere Untersuchungen bei Verdacht auf endokrine Orbitopathie:
- Labortests (obligat): Schilddrüsenantikörper, Schilddrüsenhormone, TSH. Die Veränderungen der Laborwerte sind nicht zwingend vorhanden, wenn die endokrine Orbitopathie vor dem Auftreten einer Immunhyperthyreose beginnt. Dies ist jedoch die absolute Ausnahme.
- Bildgebung (obligat): Sonographie und Szintigraphie.

Weitere Untersuchungen (optional):
- Magnetresonanztomographie,
- Computertomographie.

Therapie der endokrinen Orbitopathie

Definitive Therapie des zugrunde liegenden Morbus Basedow: Bevorzugt wird der operative Eingriff. Bei einer Entscheidung zu einer Radiojodtherapie wird seit einigen Jahren standardmäßig eine fünfwöchige Therapie mit Glukokortikoiden (Kortison) nach Einnahme der Radiojodkapsel durchgeführt, um die negativen Auswirkungen auf die Augensymptomatik zu unterbinden. Dazu nimmt der Patient täglich über fünf Wochen Kortison (z.B. Decortin) in wöchentlich abnehmender Dosierung ein (in der ersten Woche 50 mg/Tag, in der zweiten 37,5 mg/Tag, dann 25 mg/Tag, dann 12,5 mg/Tag und in der fünften Woche 5 mg/Tag).

Zu einer chirurgischen Therapie wird immer bei schweren Verläufen geraten, wenn der Sehnerv bereits beeinträchtigt ist, und wenn die medikamentöse Behandlung erfolglos war.

Während einer konservativen Therapie der Immunhyperthyreose mit Thyreostatika kann auch bei Verschlechterung oder höhergradigem Stadium der endokrinen Orbitopathie eine Behandlung mit Kortisonpräparaten notwendig sein. Auch eine Strahlentherapie kann während der konservativen Therapie der Immunhyperthyreose mit Thyreostatika notwendig werden. Die Strahlentherapie (Bestrahlung der Bereiche hinter dem Augapfel) hat eine Erfolgsquote von etwa 40–50%. Wenn der Sehnerv bereits betroffen ist, wird eine sofortige intravenöse Gabe von Kortison durchgeführt und eine operative Entlastung der Augenhöhle.

Die endokrine Orbitopathie wird je nach Vorliegen bestimmter Zeichen und deren Schweregrad in verschiedene Stufen unterteilt. Während der Behandlung wird dokumentiert, welches Symptom sich wie verändert.

Erkrankungen

TIPP

Was Sie selbst tun können, um die Symptome zu lindern

Die endokrine Orbitopathie kann zu Augensymptomen führen, die sehr stören, schmerzhaft sein können oder sogar beinahe unerträglich sind. Hier gibt es einige Möglichkeiten, wie man die Symptome etwas lindern kann. Dazu zählen:

- Verzichten Sie unbedingt auf das Rauchen – es hat sich gezeigt, dass die Symptome durch Rauchen wesentlich verschlechtert werden; versuchen Sie zumindest die Zahl der gerauchten Zigaretten zu reduzieren!
- Tragen Sie getönte Brillengläser oder eine Sonnenbrille – das hilft gegen die Lichtempfindlichkeit. Zusätzlich ist ein seitlicher Windschutz sinnvoll, damit die Augen nicht durch Wind, Zug oder Staub zusätzlich gereizt werden.
- Tagsüber hat sich das Einträufeln von »künstlichen Tränen« (methylzellulosehaltige Augentropfen) oder die Verwendung eines Augengels bewährt.
- Nachts hilft eine Augensalbe gegen Reizerscheinungen.
- Auch sollten Sie Reizungen der Augen durch trockene und heiße Luft (z. B. in der Sauna) vermeiden.
- Oft bringt es Erleichterung, wenn Sie Ihren Kopf zum Schlafen hochlagern.
- Können Sie Ihre Augenlider nicht mehr schließen, ist es nachts hilfreich eine Augenklappe (wie Schlafbrillen im Flugzeug) anzulegen.
- Bei Doppelbildern kann durch Aufbringen von Prismenfolien auf die Brillengläser (beim Optiker) eine Normalisierung des Seheindrucks erreicht werden.
- Ein spezielles Gemisch aus Antioxidanzien und Mineralstoffen (Thyreoprotect) verbessert den Immun- und Enzymstatus und hat einen positiven Einfluss auf die Fähigkeit des Körpers, mit der Entzündung fertig zu werden.

Fragen Sie am besten einen mit dieser Erkrankung vertrauten Arzt, was für Sie infrage kommt. Er kann Ihnen auch erklären, was Sie wo bekommen und wie Sie es anwenden sollten.

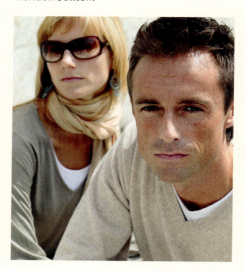

Nachuntersuchungen

Auch bei diesem Krankheitsbild ist die genaue Einhaltung der Nachuntersuchungstermine äußerst wichtig. Denn es kann gerade innerhalb der ersten zwei Jahre immer wieder zu Verschlechterungen des Krankheitsbildes kommen, auch wenn man bereits auf dem Weg der Besserung war. Außerdem kann es durch die verschiedenen medikamentösen Maßnahmen zu Nebenwirkungen kommen, die so früh wie möglich erkannt werden müssen.

ZUSAMMENFASSUNG

Diagnose und Therapie der endokrinen Orbitopathie

Bei der endokrinen Orbitopathie liegen typische Augenveränderungen vor, die durch Stimulation bzw. Einwirkung der TSH-Rezeptor-Antikörper hervorgerufen werden. In den meisten Fällen liegt gleichzeitig eine Immunhyperthyreose vor. Die Diagnose wird über die typischen Augensymptome sowie über die Laborwerte (Autoantikörper erhöht) gestellt. Ist ein Morbus Basedow Ursache der Erkrankung, wird dieser auf jeden Fall behandelt, bevorzugt mittels einer Operation (oder einer Radiojodbehandlung in Kombination mit Glukokortikoiden). Bei höheren Stadien der endokrinen Orbitopathie ist eine Therapie mit Glukokortikoiden, auch in Kombination mit einer Bestrahlung, notwendig. Bei sehr hohen Stadien mit Sehnervschädigung wird eine operative Entlastung der Augenhöhle durchgeführt.

Erkrankungen

Überfunktion durch Jod

Vor Anwendung von Röntgenkontrastmitteln oder der Verordnung von jodhaltigen Medikamenten wie Amiodaron muss die Schilddrüsenfunktion durch eine Blutuntersuchung geprüft werden.

Hohe Joddosierungen können eine Überfunktion auslösen – allerdings nur, wenn bereits eine Disposition (Veranlagung) zur Überfunktion der Schilddrüse besteht. Ein Zuviel an Jod führt dann zu einer plötzlichen und vermehrten Produktion und Ausschüttung von Schilddrüsenhormonen. Hauptursachen sind Röntgenkontrastmittel oder das Präparat Amiodaron (z. B. Cordarex).

Wird eine jodinduzierte Überfunktion vermutet, genügt oft die Anamnese, bei der leicht zu ermitteln ist, welche Substanzen eingenommen wurden oder ob ein jodhaltiges Kontrastmittel injiziert wurde (Gefäßdarstellungen, Computertomographie, Untersuchung der Nieren und des Harnabflusssystems). Bestehen Zweifel, kann eine Bestimmung des Urinjodgehaltes Klarheit geben.

Medikamente, die Amiodaron enthalten

Medikamente mit dem Wirkstoff Amiodaron können zu besonderen Belastungen für die Schilddrüse führen. Vor Therapie mit Amiodaron ist daher immer ein genauer Check der Schilddrüse unabdingbar!

Amiodaron weist chemisch gesehen große Ähnlichkeiten mit den Schilddrüsenhormonen auf und enthält 37 mg Jod auf 100 mg Substanz. Durch Umwandlung von Amiodaron im Körper kommt es zur Freisetzung von 3 mg freiem Jod pro 100 mg Wirkstoff. Üblicherweise enthalten Medikamente 200 mg Amiodaron – pro Tablette kommt es so zu einer Belastung mit 6 mg Jod (das ist das 30fache der empfohlenen Tagesdosierung).

Überfunktion durch Jod

Außerdem wird die Substanz im Fettgewebe gespeichert, wodurch sie auch nach Absetzen des Medikaments noch über 100 Tage zu einer Überbelastung mit Jod führen kann. So kann es unter einer Amiodarontherapie zu einer schweren Überfunktion (Typ I) kommen, aber auch zu veränderten Laborwerten, ohne dass Überfunktionssymptome auftreten (Typ II). Wie diese zwei Typen der Überfunktion auseinandergehalten werden und welche Behandlung erfolgen muss, zeigt die folgende Tabelle.

Überfunktion bei Amiodaron – Differenzialdiagnostik

	Typ I	Typ II
Alter	jedes Alter	jedes Alter
Pathogenese	gesteigerte Bildung und Freisetzung von Hormon	gesteigerte Freisetzung von bereits gebildetem und gespeichertem Hormon, keine vermehrte Bildung
Tc-Uptake (Szintigraphie)	normal/erhöht	erniedrigt/fehlend
Sonographie	echoarmes Parenchym	inhomogen echonormales bis echoarmes Parenchym
Farbdoppler	gesteigerter Blutfluss	kein darstellbarer Blutfluss
Interleukin-VI (»Botenstoff« des Immunsystems)	normal/leicht erhöht	stark erhöht (> 250 mmol/l)
Therapie	hochdosiert Thyreostase/ Kaliumperchlorat bei Nicht-Ansprechen: Operation	Glukokortikoide

Vorbeugung mit Perchlorat und/oder Thiamazol

Vor einer Einnahme von hohen Joddosen ist immer zu prüfen, ob die Schilddrüse gesund genug ist, diese zu verkraften. Hierfür reichen meist die Anamnese (Befragung, ob Sie eine Schilddrüsenerkrankung haben), die Tastuntersuchung (liegt eine vergrößerte Schilddrüse vor?) sowie die Untersuchung auf TSH (Achtung bei TSH-Wert unter 0,3 mU/l).

Manchmal ist trotz einer bei Ihnen vorliegenden Schilddrüsenfunktionsstörung die Verabreichung von jodhaltigen Röntgenkontrastmitteln erforderlich.

Erkrankungen

In Notfallsituationen ist trotz Schilddrüsenerkrankung manchmal die Gabe von hohen Joddosen erforderlich (sogenannte vitale Indikation) – zum Beispiel die Verabreichung von Kontrastmitteln, wenn akute Herzprobleme vorliegen und eine dringende Untersuchung der Herzkranzgefäße durch eine Angiographie (Darstellung der Herzgefäße) oder wenn nach Unfällen eine Computertomographie mit Kontrastmitteln notwendig ist. Dann muss vor Einnahme des Kontrastmittels Perchlorat (Irenat Tropfen; hemmt die Jodaufnahme) und/oder Thiamazol gegeben werden, wenn der Arzt weiß, dass eine Überfunktion oder Schilddrüsenautonomie vorliegt oder der Verdacht auf eine Überfunktion besteht (Anamnese).

Vorbeugende Therapie vor hoher Jodbelastung

Befund	vorbeugende Behandlung
erhöhtes Risiko einer jodinduzierten Überfunktion (TSH erniedrigt; < 0,3)	**Perchlorat:** ▪ 3 × 20 Tropfen 4 h vor Maßnahme ▪ 3 × 20 Tropfen 4 h nach Maßnahme ▪ 3 × 20 Tropfen/Tag bis 10 Tage nach Maßnahme
hohes Risiko einer jodinduzierten Überfunktion (TSH supprimiert; < 0,1)	**Perchlorat:** ▪ 3 × 20 Tropfen 4 h vor Maßnahme ▪ 3 × 20 Tropfen 4 h nach Maßnahme ▪ 3 × 20 Tropfen/Tag bis 10 Tage nach Maßnahme **Thiamazol:** ▪ 20 mg pro Tag bis 10 Tage nach Maßnahme ▪ Kontrollen der Schilddrüsenfunktion nach 3 und 6 Wochen
manifeste Hyperthyreose (TSH < 0,1; fT_4 und/oder fT_3 erhöht)	**Perchlorat:** ▪ 3 × 20 Tropfen 4 h vor Maßnahme ▪ 3 × 20 Tropfen 4 h nach Maßnahme ▪ 3 × 20 Tropfen/Tag bis 14 Tage nach Maßnahme **Thiamazol:** ▪ 40 mg pro Tag ▪ nach 14 Tagen ggf. Dosisanpassung ▪ weitere regelmäßige Kontrollen der Schilddrüsenfunktion alle 4 Wochen

Therapie bei Überfunktion durch eine zu hohe Jodaufnahme

Leidet ein Patient unter einer Schilddrüsenüberfunktion, die durch eine zu hohe Jodaufnahme verursacht wurde, wird mit den gleichen Medikamenten therapiert, die der Arzt auch zur Vorbeugung vor einer notwendigen hohen Joddosis verabreicht, falls er eine Veranlagung zur Überfunktion festgestellt hat. Dies sind: Perchlorat (Hemmung der Jodaufnahme in die Schilddrüse) oder Thiamazol bzw. Carbimazol (Hemmung der Hormonsynthese durch Blockierung des Enzyms Schilddrüsenperoxidase [TPO], das die Verbindung von Jod und Eiweißbausteinen [Aminosäuren] reguliert).

Bei nicht medikamentös beherrschbaren Verlaufsformen muss unbedingt eine Operation durchgeführt werden – da alle anderen Maßnahmen zu spät greifen. Bei dem chirurgischen Eingriff wird die Schilddrüse fast komplett entfernt (sogenannte »near-total« Thyreoidektomie). Dieser Eingriff muss in einem spezialisierten Zentrum vorgenommen werden.

Thyreotoxische Krise

Die thyreotoxische Krise ist ein Extremfall einer Überfunktion: Sie ist gekennzeichnet durch eine plötzlich auftretende, enorm hohe Schilddrüsenhormonkonzentration im Blut. Dieser Zustand ist akut lebensbedrohend. Prinzipiell kann es bei beiden Formen der Überfunktion zur Entstehung einer thyreotoxischen Krise kommen (bei Schilddrüsenautonomie und Morbus Basedow). Der häufigste Auslöser dafür ist eine zu hohe Jodbelastung.

Die thyreotoxische Krise ist eine potenziell lebensbedrohliche akute Erkrankung. Patienten sollten unverzüglich zur Notfallbehandlung in ein Krankenhaus.

Die thyreotoxische Krise äußert sich mit folgenden Symptomen:
- sehr schneller Herzschlag (über 150 Schläge pro Minute)
- Herzrhythmusstörungen

Erkrankungen

- hohe Körpertemperatur
- Durchfall
- Austrocknung
- Zittern
- Unruhe
- Bewusstseinseintrübungen

Besteht auch nur der geringste Verdacht auf eine thyreotoxische Krise ist eine sofortige Einlieferung in eine Notfallstation erforderlich.

> **ZUSAMMENFASSUNG**
>
> ### Überfunktion durch hohe Jodmengen
>
> Die Zufuhr hoher Jodmengen (Desinfektionsmittel, Herzpräparat, Röntgenkontrastmittel) kann bei Vorbestehen von Schilddrüsenerkrankungen eine Überfunktion auslösen. Für die Diagnose reicht meist die einfache Anamnese oder die Messung des Urinjods. Therapeutisch wird mit Perchlorat oder Thyreostatika gegengesteuert. Eine extreme Form der Überfunktion ist die thyreotoxische Krise, bei der sehr hohe Schilddrüsenhormonwerte zu lebensbedrohlichen Zuständen führen können. Die Behandlung erfolgt notfallmäßig stationär.

Schilddrüsenunterfunktion

Die Unterfunktion der Schilddrüse (Hypothyreose) ist deutlich häufiger als die Überfunktion. Sie ist die Folge eines Mangels an Schilddrüsenhormonen; dies führt zu einer mangelhaften Versorgung der Körperzellen mit dem Hormon. Eine Unterfunktion kann verschiedene Ursachen haben. Die beiden häufigsten Ursachen sind die Autoimmunthyreoiditis vom Typ Hashimoto und ärztliche Maßnahmen (siehe Ursachen-Kapitel, S. 91–93).

Diagnose

Neben der Anamnese und der klinischen Untersuchung spielt die Labordiagnostik eine bedeutende Rolle. Wenn ein erhöhter TSH-Wert vorliegt, ist es in jedem Fall wichtig, die schilddrüsenspezifischen Autoantikörper TPO-AK und Tg-AK zu bestimmen, weil die Hashimoto-Thyreoiditis die häufigste Ursache dafür ist. Daneben sind weitere Ursachen anamnestisch erklärbar: Zurückliegende ärztliche Maßnahmen wie: Operationen, zurückliegende Radiojodtherapien oder aktuelle thyreostatische Therapien. Sie sind aber nur dann Ursache einer Unterfunktion, wenn keine entsprechenden Nachuntersuchungen oder Kontrolluntersuchungen während einer Therapie stattfinden.

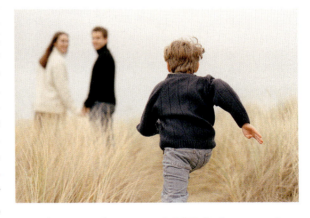

▶ Viele Patienten merken zunächst nicht, dass eine Unterfunktion der Schilddrüse besteht, da sich die Krankheitszeichen sehr langsam entwickeln.

Bei der Sonographie zeigt das Ultraschallbild bei Autoimmunthyreoiditis, der häufigsten Ursache einer Unterfunktion, ty-

Erkrankungen

pischerweise eine vermehrte Durchblutung, eine verkleinerte Schilddrüse und echoarmes Gewebe. Dieser Befund ist aber nicht in allen Fällen vorhanden, es kann auch ein »normales« Echobild bestehen.

Therapie

Die Behandlung der Schilddrüsenunterfunktion erfolgt über die Gabe von Levothyroxin – das heißt, die fehlenden Schilddrüsenhormone werden ersetzt. Der Therapieeffekt (Zeichen der Besserung) ist nach etwa 2 bis 3 Wochen zu erwarten. Zu Anfang betrifft das die psychischen Erscheinungen, wie die Müdigkeit, depressive Verstimmung, Antriebsarmut.

> **TIPP**
>
> **Schildern Sie, wie es Ihnen geht**
>
> Es sind immer die individuellen Krankheitszeichen ausschlaggebend für die Dosierung. Die Laborparameter dienen der Orientierung, ob die Dosis im richtigen Niveau liegt; das ist jedoch kein starres Konzept, sondern die von dem Patienten geschilderten »Befindlichkeiten« unter der jeweiligen Hormondosis gehen mit in die Therapieplanung ein. Man sollte daher immer seinem Arzt berichten, wie es einem geht und ob man sich wohlfühlt.

Häufig bessern sich in kurzem zeitlichem Abstand auch die körperlichen Beschwerden wie vermehrtes Frieren; auch das Gewicht wird in vielen Fällen positiv beeinflusst. Nach Beginn einer Substitutionstherapie mit Schilddrüsenhormonen muss nach etwa vier bis sechs Wochen eine Blutkontrolle erfolgen, um sicherzustellen, dass der TSH-Wert in die erwünschte Zone des Normbereichs (um ca. 1,0) gesunken ist. Wenn dies nicht der Fall ist, wird die Dosis erhöht und die Blutkontrolle nach vier bis sechs Wochen wiederholt. Wenn die Einstellung zufriedenstellend ist, reichen weitere Kontrollen in jährlichem Abstand.

Individuell muss entschieden werden, ob ein Patient von einem synthetischen Kombinationspräparat (Kombination aus Levothyroxin und Trijodthyronin) profitiert. Eine kleine Gruppe von Patienten kommt am besten mit einem natürlichen Schilddrüsenhormon (getrocknete Schweineschilddrüsen = natürliches Kombinationspräparat) klar.

Ab welchem TSH-Wert soll behandelt werden?

Manchmal dauert es Jahre, bis eine Unterfunktion tatsächlich auch stärkere Krankheitszeichen hervorruft. In dieser Zeit ist man vielleicht manchmal etwas müder als sonst oder hat leichte Missstimmungen oder friert schnell. Alles Symptome, die man meist nicht einer Unterfunktion zuschreiben würde. Ein sichereres Zeichen sind hingegen die Laborwerte: der TSH-Wert ist leicht erhöht. Ob diese sogenannte milde Form behandelt werden soll oder nicht, ist unter Medizinern umstritten – manche raten dazu, ebenfalls mit Levothyroxin zu behandeln, andere halten die Therapie für überflüssig und warten lieber ab, wie sich die Unterfunktion entwickelt.

Die Obergrenze für den TSH-Wert ist umstritten

Wie schon im Diagnostik-Kapitel auf S. 64 erwähnt, ist innerhalb der Ärzteschaft umstritten, welcher TSH-Wert noch normal ist, und ab welcher Obergrenze an eine Behandlung gedacht werden sollte. Die Diskussion um den TSH-Grenzwert begann zunächst in den USA, ist aber mittlerweile auch in Deutschland vorhanden. Hintergrund der verschieden hohen Referenzwerte von Labor zu Labor ist folgender Umstand: In den 1990er-Jahren wurde in den USA eine groß angelegte Studie bezüglich des Normalwertes des TSH durchgeführt. Aufgrund dieser Studie schlugen die Autoren und auch amerikanische Schilddrüsenfachgesellschaften (American Association of Clinical Endocrinologists, American Thyroid Association, The Endocrine Society) vor, den oberen Referenzwert auf 2,5 mU/l (von früher 4,5 mU/l) zu senken. Einige Zeit später »ruderten« die Fachverbände wieder zurück und schlugen in einem gemeinsamen Statement vor, den alten oberen Referenzbereich von 4,5 bis 5 mU/l wieder einzuführen.

> Die Praxis des Autors behandelt ab einem TSH-Wert von 2,0 bis 2,5 mU/l mit Schilddrüsenhormon, wenn Symptome bestehen, die mit einer beginnenden Unterfunktion vereinbar sind.

Erkrankungen

Hintergrund ist: In den USA nehmen derzeit 13 Mio. Menschen Schilddrüsenhormon ein. Das sind ca. 5 % der Bevölkerung (bei knapp 300 Mio. Einwohner). Amerikanische Autoren haben berechnet, dass bei einer Absenkung der Obergrenze des TSH auf 2,5 mU/l die Zahl der Menschen, die potenziell Schilddrüsenhormon einnehmen würden, sich auf 27 Mio. verdoppeln würde. 27 Mio. sind knapp 10 % der Bevölkerung. Auch in Deutschland würde sich die Zahl der Behandlungspflichtigen mit einer Unterfunktion bei Absenkung des Referenzwertes auf 2,5 mU/l verdoppeln.

ZUSAMMENFASSUNG

Diagnose und Therapie der Unterfunktion

Die Schilddrüsenunterfunktion ist definiert durch:
- erhöhtes TSH, normale Schilddrüsenhormonkonzentration (beginnende Form) und
- erhöhtes TSH sowie erniedrigte T_3 und T_4-Konzentrationen (fortgeschrittene Unterfunktion).

Die Symptome sind: Konzentrationsschwäche, Antriebsarmut, vermehrtes Schlafbedürfnis, Gedächtnisschwäche, Frieren, Haarausfall, Gewichtszunahme, vermehrte Müdigkeit, bei Frauen unregelmäßige bis ausbleibende Periode, unerfüllter Kinderwunsch, Frühaborte (Fehlgeburten).

Häufigste Ursache ist die Autoimmunthyreoiditis vom Typ Hashimoto. Weitere Ursachen sind notwendige ärztliche Maßnahmen: Operationen, Radiojodtherapie (seltener Bestrahlungen der Halsweichteile), thyreostatische Therapie – wenn keine adäquate Nachsorge oder begleitende Betreuung erfolgt.

Die Diagnose erfolgt über Anamnese und Erfassung der Symptome, und Labor: TSH-Bestimmung, schilddrüsenspezifische Antikörper. Auch bereits bei beginnender Unterfunktion (TSH > 2 bis 2,5 mU/l) und entsprechenden Beschwerden, die auf die Unterfunktion zurückgeführt werden können, empfiehlt der Autor eine Therapie mit Schilddrüsenhormon.

Thyreoiditis

Unter dem Begriff »Thyreoiditis« versteht man eine Entzündung der Schilddrüse, die unterschiedliche Ursachen haben kann.

Diagnose und Therapie der akuten Thyreoiditis

Bei einer akuten Thyreoiditis handelt es sich um eine eitrige Entzündung der Schilddrüse, die jedoch nur selten vorkommt.

Diagnose:
- Klinische Symptome (Fieber, Schwellung).
- Ultraschall: Das entzündlich veränderte Gewebe ist echoarm.
- Feinnadelpunktion: Gewebeuntersuchung und Erregernachweis bringen die definitive Diagnose.
- Laboruntersuchungen: Erhöhung der Blutsenkungsgeschwindigkeit, erhöhte Werte der Leukozyten (weiße Blutkörperchen).

Therapie:
Die Behandlung richtet sich nach dem vorliegenden Krankheitserreger. Es ist eine sofortige antibiotische Behandlung notwendig. Bei größerer Ansammlung von eitriger Flüssigkeit muss eventuell der Bereich chirurgisch eröffnet und der Eiter entfernt werden.

Die akute Thyreoiditis heilt bei der richtigen antibiotischen Therapie in den meisten Fällen gut aus und es bleiben keine Folgeschäden zurück.

Erkrankungen

Diagnose und Therapie der subakuten Thyreoiditis

Die subakute Thyreoiditis oder auch Thyreoiditis de Quervain ist ebenfalls eine seltene Erkrankung, die sehr plötzlich einsetzt.

Diagnose:
- Klinische Symptome: Schmerzempfindlichkeit der Halsregion (unterschiedlich ausgeprägt), Druckempfindlichkeit, allgemeine Abgeschlagenheit, häufig vorausgegangener grippaler Infekt der oberen Atemwege (Nase, Hals).
- Laboruntersuchungen: Blutsenkungsgeschwindigkeit meist stark erhöht, normale Leukozytenwerte, hohes C-reaktives Protein (CRP = Entzündungsmarker) im Blut. Erhöhte Schilddrüsenhormonwerte (durch Zerfall von Schilddrüsenzellen. Infolge der Entzündung werden zu Beginn vermehrt Schilddrüsenhormone ins Blut ausgeschwemmt). In der Folgezeit tauchen in etwa 50 % der Fälle TPO-AK und Tg-AK (Reaktion des Immunsystems) auf, die dann im weiteren Verlauf der Erkrankung zu einer Schrumpfung des Gewebes und zu einer Unterfunktion führen können.
- Ultraschall: Entzündete Bezirke sind echoarm und unscharf begrenzt.
- Szintigraphie: niedrige Aufnahme von Technetium, fleckiges Bild.

Therapie:

Gegen die Viren, die die Erkrankung ausgelöst haben, gibt es keine Medikamente. Es können lediglich die Schmerzen und die Entzündung behandelt werden.

Eine Behandlung des viralen Infekts ist nicht möglich. Es können ausschließlich die Schmerzen und die Entzündung therapiert werden, wobei entsprechend dem Schweregrad der Symptome nach ihrer Ausprägung behandelt wird:
- Geringe Beschwerden: Acetylsalicylsäure (Aspirin).
- Mittelstarke Beschwerden: Diclofenac (Voltaren).
- Ausgeprägte Beschwerden: Glukokortikoide (Decortin H).

Wichtig ist, die Therapie über sechs Monate konsequent durchzuführen, auch wenn die Beschwerden nach kurzer Behandlungsdauer bereits verschwunden sind. Dann erfolgt ein Auslassversuch. Kommen die Beschwerden wieder, wird erneut sechs Monate therapiert. Wenn danach die Symptome erneut wiederkommen, ist eine Operation nötig.

Diagnose und Therapie der Hashimoto-Thyreoiditis

Diagnose:

Die Diagnose der Hashimoto-Thyreoiditis erfolgt über die Laborwerte (erhöhte Werte der TPO-AK und/oder Tg-AK) und über Ultraschall (typischerweise verminderte Echodichte sowie vermehrte Durchblutung; jedoch gibt es auch Patienten mit normalem Echomuster).

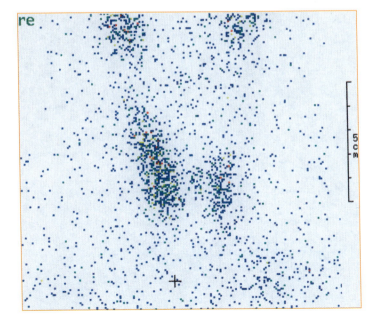

◀ Das Szintigramm zeigt die verkleinerte Schilddrüse einer Patientin mit Hashimoto-Thyreoiditis.

Erkrankungen

Therapie:
Behandelt wird die Unterfunktion mit Levothyroxin. Es gibt jedoch zunehmend Patienten, die auf Hilfsstoffe der chemisch hergestellten Tabletten allergisch reagieren. Es gibt auch Patienten, die die erforderliche Dosis mit synthetischen Hormonen nicht tolerieren. Hier hat sich in den letzten Jahren eine Neuerung entwickelt: Bei Schwierigkeiten mit der Einstellung des synthetischen Hormons greifen mittlerweile viele Ärzte auf die Verordnung eines natürlichen Hormons zurück. Dieses Präparat musste bisher aus den USA importiert werden (Handelsname: Armour Thyroid). Seit Neuestem ist aber auch ein entsprechendes Präparat (Thyreogland, siehe S.115) in Deutschland erhältlich. In den allermeisten Fällen können Unverträglichkeitserscheinungen oder Einstellungsschwierigkeiten mit diesem natürlichen Hormonpräparat überwunden werden.

Welche Rolle spielt Selen?
Anfang der 2000er-Jahre gab es erste eindeutige Beweise (auf dem Boden einer placebokontrollierten Studie), dass Selen die Antikörperaktivität bei Hashimoto-Patienten herabsetzt, und zwar bis zu 40%. Dieser Effekt ist umso stärker, je höher die Aktivität der Antikörper ist. Die Dosierung bei nachgewiese-

---

INFO

Selen neutralisiert freie Radikale

Selen wirkt nicht nur bei der Hashimoto-Thyreoiditis, sondern auch bei zahlreichen anderen Entzündungsvorgängen, indem es sogenannte freie Radikale neutralisiert. Bei der Bildung von Schilddrüsenhormonen wird in der Schilddrüse als Nebenprodukt Wasserstoffperoxid gebildet. Damit dieses nicht schädigend wirkt, muss es durch ein Enzym (Glutathionperoxidase) chemisch verändert werden. Dieses Enzym ist jedoch in seiner Aktivität abhängig von der Anwesenheit von Selen. Auch die Umwandlung der Schilddrüsenhormone (von T_4 in T_3) in der Körperperipherie ist von einem Enzym abhängig, der Schilddrüsenhormondejodinase. Dies ist wiederum ebenfalls in seiner Aktivität von Selen abhängig. Bei Selenmangel wird keine ausreichende Menge T_3 aus dem vorhandenen T_4 hergestellt. Selen wirkt auch günstig bei bestimmten Krebserkrankungen, entzündlichen und rheumatischen Erkrankungen sowie Virusinfektionen.

ner Hashimoto-Thyreoiditis beträgt bei Erwachsenen 200 µg Selen/Tag, bei Kindern und Jugendlichen bis 18 Jahren 100 µg Selen/Tag.

Natürliches Vorkommen von Selen

Zu den Lebensmitteln, die in höheren Konzentrationen Selen enthalten, gehören Nüsse, Innereien, Sojaprodukten und Fisch (siehe Tabelle).

Selen ist – wie Jod auch – ein Mineral, das in sehr unterschiedlichen Konzentrationen in unseren Böden vorkommt. Leider herrscht hierzulande eher Selenmangel. Es wird geschätzt, dass der Mensch in etwa 100–200 µg Selen pro Tag benötigt. Allerdings nehmen wir mit der üblichen Ernährung nur etwa 30–50 µg Selen zu uns. Viel zu wenig also. Bei der Hashimoto-Thyreoiditis empfiehlt sich eine Dauerbehandlung mit Selen. Damit Sie sichergehen, dass Sie auch nicht zu viel Selen aufnehmen, empfehlen sich von Zeit zu Zeit entsprechende Blutuntersuchungen. Eine Selendosis bis 400 µg pro Tag wird von der amerikanischen Gesundheitsbehörte (FDA) als unbedenklich angesehen.

Selen hat in medizinischen Studien gezeigt, dass es gut wirksam ist bei der Behandlung der Hashimoto-Thyreoiditis. Die Einnahme wird daher bei dieser Erkrankung empfohlen.

Selengehalt von Nahrungsmitteln

Nahrungsmittel	Selengehalt in µg pro 100 g Nahrungsmittel
Paranüsse	100
Innereien	60
Fisch	30–70
Sojaprodukte	60
Eigelb	30

Silent-Thyreoiditis

Die Silent-Thyreoiditis ist eine plötzlich einsetzende Überfunktion ohne Schmerzsymptome. Das Schilddrüsengewebe ist entzündlich (Autoimmunprozess) verändert. Die Szinti-

Erkrankungen

graphie zeigt eine sehr niedrige bis fehlende Aufnahme von Technetium.

Höchstwahrscheinlich ist diese Erkrankung eine Form der Hashimoto-Thyreoiditis, die nicht chronisch wird. Das Gute daran: Sie verheilt innerhalb von einigen Monaten von selbst. Nur in der Phase der starken Überfunktion ist unter Umständen eine Behandlung nötig. Hierzu können Thyreostatika eingesetzt werden, wenn Beschwerden bestehen, meist kommt man, wenn es nötig wird, mit pflanzlichen Thyreostatika, die keinerlei Nebenwirkungen haben, aus.

ZUSAMMENFASSUNG

Diagnose und Therapie bei Schilddrüsenentzündungen

Akute Thyreoiditis:
Die endgültige Diagnose kann über die Feinnadelpunktion mit Erregernachweis gestellt werden. Behandelt wird mit Antibiotika; oft ist eine Operation unumgänglich.

Subakute Thyreoiditis:
Da die zugrunde liegende Virusinfektion nicht behandelbar ist, werden die Entzündung und die Schmerzen behandelt. Typischerweise wird zunächst ein halbes Jahr therapiert, kommt die Erkrankung dann wieder, kann nochmals ein halbes Jahr konservativ therapiert werden (Medikamente); ist dann nach einem Jahr keine Heilung eingetreten, empfiehlt der Arzt in der Regel eine Operation. Die Wahl der Medikamente richtet sich nach dem subjektiven Ausmaß der Schmerzen. Bei leichten Schmerzen genügt Aspirin, bei mittleren Schmerzen ein Entzündungshemmer (z. B. Voltaren), bei sehr starken Schmerzen ist die Gabe von Kortison notwendig.

Hashimoto-Thyreoiditis:
Die Diagnose der Hashimoto-Thyreoiditis erfolgt über die Laborwerte (hohe Autoantikörperwerte) und über Ultraschall (verminderte Echogenität) sowie Szintigraphie (verminderte Anreicherung von Technetium). Behandelt wird mit Levothyroxin. Eine Selengabe hat positive Effekte auf die Antikörper.

Silent-Thyreoiditis:
Es handelt sich (sehr wahrscheinlich) um eine akute Form der Hashimoto-Thyreoiditis. Die Erkrankung verheilt von selbst. Vorübergehend kann es erforderlich sein, thyreostatisch zu behandeln.

Bösartige Tumoren

Das Wachstum von bösartigen Knoten verursacht sehr lange keine Symptome. Erst wenn der Tumor schon sehr groß ist, kann man einen (meist derben) Knoten fühlen, der sich häufig nicht hin und her schieben lässt (Verwachsungen mit der Umgebung). Schluckbeschwerden oder Heiserkeit sind meistens Zeichen eines fortgeschrittenen Tumors.

Wann immer Sie selbst einen Knoten im Halsbereich tasten, heißt es: So bald wie möglich von einem Arzt untersuchen lassen.

Diagnose:
Ist der Knoten kalt, erfolgt eine Feinnadelpunktion.

Je länger ein bösartiger Schilddrüsentumor besteht, desto wahrscheinlicher ist es, dass auch Lymphknoten (Metastasen) betroffen sind.

> **INFO**
>
> ### Tumoren der C-Zellen
>
> Die dritthäufigste Tumorart in der Schilddrüse geht von den sogenannten Calcitonin produzierenden C-Zellen aus. Hierbei gibt es auch eine familiäre Form (etwa ein Viertel aller Fälle) – molekulargenetisch lässt sich eine Mutation auf Chromosom Nr. 10 nachweisen. Ist das der Fall, werden alle Familienmitglieder zu einem entsprechendem Gentest aufgefordert. Wenn die Mutation bei einem Familienmitglied besteht, kann durch eine prophylaktische Operation die Entstehung des Schilddrüsenkrebses verhindert werden.
>
> Beim C-Zell-Karzinom gibt es auch einen Tumormarker, der die Entstehung des Tumors vor der Operation erkennen lässt: Das Hormon Calcitonin (gebildet von den C-Zellen) ist dabei erhöht. Durch einen zusätzlichen Stimulationstest (Pentagastrintest) kann die Empfindlichkeit dieses Tumormarkers nochmals erhöht werden.
>
> Beim C-Zell-Karzinom, dessen Zellen nicht vom TSH abhängig sind, wird nach der Operation keine Unterdrückung der TSH-Produktion angestrebt, hier liegt der TSH-Wert bei 1–1,5 mU/l (wie auch nach der Operation gutartiger Knoten).
>
> Als Tumormarker wird beim C-Zell-Karzinom auch postoperativ das Calcitonin bei jeder Nachsorgeuntersuchung bestimmt. Es muss bei erfolgreicher Therapie bei »Null« liegen, jeder Anstieg weist auf ein lokales Rezidiv und/oder Fernabsiedlungen hin.

Erkrankungen

Behandlung von Schilddrüsenkrebs

Bei Schilddrüsenkrebs muss immer die gesamte Schilddrüse entfernt werden (Ausnahme: papilläres Mikrokarzinom)

Bei einem Tumor in der Schilddrüse muss immer die gesamte Schilddrüse operativ entfernt werden (Ausnahme: papilläres Schilddrüsenkarzinom in einer Größe unter 1 cm: Hier wird nur ein Lappen entfernt und keine Radiojodtherapie angeschlossen). Das Ausmaß des Eingriffs hängt davon ab, welche Tumorform vorliegt und wie weit der Tumor schon in das Gewebe oder andere Organe vorgedrungen ist. Das Tumorgewebe wird dann auf seinen histologischen Aufbau hin untersucht. Von diesem Befund hängt es ab, ob eine Radiojodtherapie angeschlossen wird.

Anschließende Radiojodtherapie

Der Erfolg der Radiojodtherapie wird regelmäßig kontrolliert. Im Falle von Tumoren, die von den Thyreozyten ausgehen, wird als Tumormarker (also als eine Substanz, die anzeigt, ob Tumorgewebe im Körper vorhanden ist) der Eiweißstoff Thyreoglobulin im Blut bestimmt. Nach der Operation oder der Radiojodtherapie ist sozusagen der »Tag Null« – ab diesem Zeitpunkt sollte gar kein Thyreoglobulin mehr im Blut vorhanden sein. Übersteigt die Thyreoglobulinkonzentration die Nachweisgrenze im Test, liegt ein Rezidiv des Tumors oder eine Metastase vor. In diesem Fall wird eine Wiederholung der Radiojodtherapie angestrebt.

Ganzkörperszintigraphie: Eine weitere Kontrollmöglichkeit ist die Ganzkörperszintigraphie mit dem Jodisotop I-131, bei der festgestellt wird, ob noch jodspeicherndes Gewebe irgendwo im Körper aktiv ist – das entlarvt mögliche Metastasen des Tumors. Sollte das der Fall sein, wird die Radiojodtherapie ebenfalls wiederholt. Bei bösartigen Tumoren in fortgeschrittenem Stadium kann auch eine herkömmliche Chemotherapie infrage kommen – allerdings kann die Krankheit dann nicht mehr geheilt werden.

Positronenemissionstomographie: In den letzten Jahren hat sich eine weitere diagnostische Methode etabliert: Die Positronenemissionstomographie (PET), bei der radioaktiv markierte Zuckerverbindungen eingesetzt werden. Der Vorteil der Methode ist, dass die Auflösung wesentlich höher ist als die bei der Szintigraphie mit I-131.

Diagnostik mit gentechnisch hergestelltem TSH: Ebenfalls neu in den letzten Jahren hinzugekommen ist der Einsatz von gentechnisch hergestelltem TSH (identisch mit dem menschlichen TSH) zu diagnostischen Zwecken: zur Bestimmung des Tumormarkers Thyreoglobulin, mit oder ohne Radiojoddiagnostik/-therapie (Thyrogen). Damit kann der früher notwendige Entzug von Schilddrüsenhormon zur maximalen Stimulation des TSH und damit zur maximalen Radiojodaufnahme vermieden werden. Der Vorteil für den betreffenden Patienten ist die Vermeidung von zum Teil sehr heftigen Unterfunktionssymptomen bei vierwöchiger Hormonkarenz. Die Schilddrüsen-

> **INFO**
>
> ### Diagnostik mit Thyrogen – praktische Durchführung
>
> Zwei intramuskuläre Injektionen à 0,9 mg Thyrotropin alfa (Handelsname: Thyrogen, Herstellerfirma: Genzyme) im Abstand von 24 Stunden. Für Radiojodaufnahmen muss die Radiojodgabe 24 Stunden nach der letzten Thyrogen-Injektion erfolgen. Die Szintigraphien werden 48–72 Stunden nach der Verabreichung von Jod-131 durchgeführt. Für den Serum-Thyreoglobulin-Test wird die Serumprobe 72 Stunden nach der letzten Injektion von Thyrogen entnommen.
>
> **Ablaufschema**
>
> | | Tag 1 | Tag 2 | Tag 3 | Tag 4 | Tag 5 |
> |---|---|---|---|---|---|
> | Nachsorge (Tg und I-131) | Thyrogen i.m. | Thyrogen i.m. | Jod-131 | – | GKZ und Tg |
> | Nachsorge (Tg) | Thyrogen i.m. | Thyrogen i.m. | – | – | Tg |
>
> i.m. = intramuskulär, GKZ = Ganzkörperszintigraphie, Tg = Serum-Thyreoglobulin-Test

Erkrankungen

hormone können zum Zeitpunkt der Therapie und darüber hinaus eingenommen werden, trotzdem erreicht man durch den Einsatz dieses humanen TSH eine sehr hohe Radiojodspeicherung.

Regelmäßig zur Nachsorge

Die Nachsorgetermine sollten vor allem innerhalb der ersten fünf Jahre nach Entdeckung eines Tumors gewissenhaft in Anspruch genommen werden. Denn gerade in dieser Zeit entwickeln sich die häufigsten Rückfälle.

Auch wenn der bösartige Tumor erfolgreich behandelt wurde, ist es äußerst wichtig, die darauf folgenden Jahre regelmäßig an Untersuchungstermine beim Arzt zu denken. 90 Prozent der Metastasen entwickeln sich nämlich innerhalb der ersten fünf Jahre nach Entfernung des bösartigen Schilddrüsentumors. Nur durch Kontrolluntersuchungen kann früh genug das erneute Wachstum von Tumorgewebe erkannt und wirksam behandelt werden. Hierbei wird der Tumormarker Thyreoglobulin bestimmt; bei erhöhten Tg-Werten wird zusätzlich eine Ganzkörperszintigraphie mit I-131 durchgeführt.

Bei zweifelhaften Befunden wird der Tumormarker Tg unter Stimulation mit rh-TSH (rekombinantes humanes TSH) bestimmt. Es kann auch notwendig sein, bei negativem I-131-Ganzkörperszintigramm eine PET-Untersuchung anzuschließen.

Bei jeder Nachsorgeuntersuchung wird außerdem eine Sonographie der Halsweichteile durchgeführt und die Blutwerte TSH, fT_4 und fT_3 bestimmt, um die richtige Einstellung mit Schilddrüsenhormonen zu gewährleisten.

Wichtig ist, dass bei den follikulären/papillären Karzinomen die TSH-Produktion unterdrückt wird, d.h. die Dosierung der Hormonersatztherapie wird so hoch gewählt, dass das TSH auf Werte unter 0,1 mU/l abfällt. Zur Erinnerung: TSH stimuliert die Schilddrüsenzelle, ist somit ein potenzieller wachstumfördernder Faktor, was natürlich bei bösartigen Tumoren unerwünscht ist.

Bösartige Tumoren

ZUSAMMENFASSUNG

Diagnose und Therapie von Schilddrüsenkrebs

Diagnose:
Im Ultraschallbild erscheint ein Tumor als echoarmer Bereich, in der Szintigraphie als kalter Knoten. Aufschluss darüber, ob tatsächlich ein bösartiger Tumor vorliegt, kann die Untersuchung von Zellen (Feinnadelpunktion) aus dem verdächtigen Befund ergeben. Wenn der Befund eindeutig einen bösartigen Tumor ergibt, muss sofort operiert werden; auch bei zytologisch verdächtigen Befunden wird der Arzt zu einer baldigen Operation drängen.

Therapie:
Die Therapie besteht immer in der Entfernung der gesamten Schilddrüse und einer anschließenden Radiojodtherapie. Ausnahmen: ein papilläres Mikrokarzinom (Durchmesser <1cm): hier genügt die Entfernung eines Schilddrüsenlappens. Weitere Ausnahme: Keine Radiojodtherapie beim C-Zell-Karzinom, da diese Karzinomform kein Jod aufnimmt. Wichtig ist eine sich anschließende lebenslange Nachsorge.

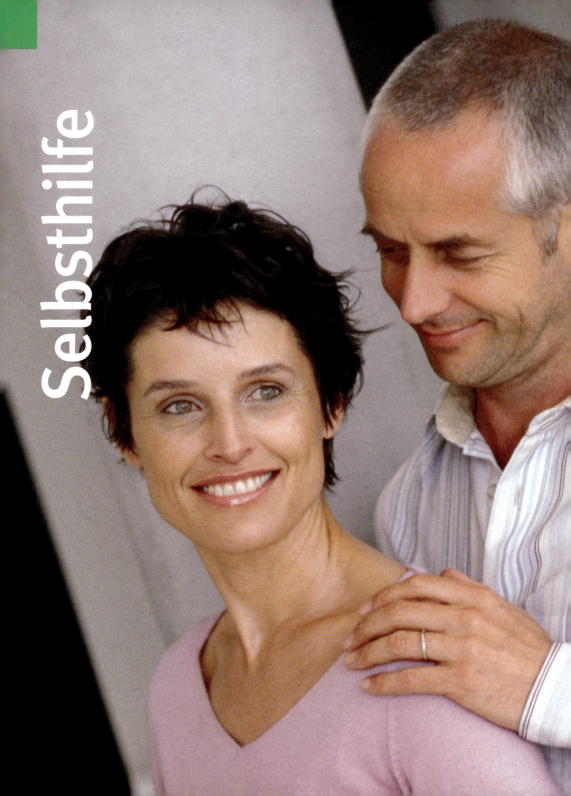
Selbsthilfe

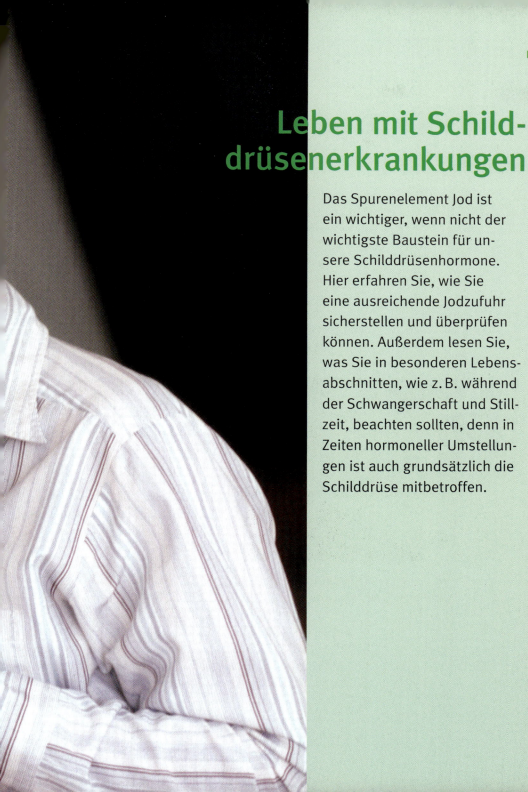

Leben mit Schilddrüsenerkrankungen

Das Spurenelement Jod ist ein wichtiger, wenn nicht der wichtigste Baustein für unsere Schilddrüsenhormone. Hier erfahren Sie, wie Sie eine ausreichende Jodzufuhr sicherstellen und überprüfen können. Außerdem lesen Sie, was Sie in besonderen Lebensabschnitten, wie z. B. während der Schwangerschaft und Stillzeit, beachten sollten, denn in Zeiten hormoneller Umstellungen ist auch grundsätzlich die Schilddrüse mitbetroffen.

Selbsthilfe

So viel Jod brauchen Sie

Für den Aufbau der Schilddrüsenhormone brauchen wir Jod – und zwar täglich 150–250 μg. Obwohl das eigentlich nur eine sehr geringe Menge ist, gibt es auch heute noch viele Schilddrüsenkrankheiten, die durch einen Jodmangel ausgelöst werden. Denn Deutschland ist, wie viele andere Länder Mitteleuropas auch, ein »natürliches« Jodmangelgebiet. Die Ursache für den Jodmangel in den Böden und Gewässern geht nach Lehrmeinung auf den Rückzug der Gletscher nach der letzten Eiszeit zurück. Das Jod soll dabei mit dem Schmelzwasser aus dem Boden ausgeschwemmt und ins Meer transportiert worden sein. Die bei uns angebauten Lebensmittel sind daher allesamt jodarm. Im Meer ist die Jodkonzentration höher, sodass Seefisch, Meeresfrüchte und Algen jodreiche Lebensmittel sind.

Als häufigste Folge von Jodmangel entsteht ein Kropf. Dabei werden durch den Jodmangel innerhalb der Schilddrüsenzelle Wachstumsfaktoren produziert, die eine Vermehrung und Vergrößerung der Zellen bewirken. Derzeit haben noch etwa 35–40 Prozent aller erwachsenen Deutschen einen solchen Kropf.

▲ Bedenkt man, dass man im ganzen Leben nur etwa 4–5 g Jod benötigt, dann sollte man meinen, dass man daran eigentlich keinen Mangel leiden kann. Doch bis vor kurzem herrschte in Deutschland ein starker Jodmangel.

Die folgende Tabelle zeigt, welche Jodpräparate in Deutschland erhältlich sind. Im Gegensatz zum Schilddrüsenhormon können Jodpräparate ohne Probleme zusammen mit anderen Medikamenten oder Nahrungsergänzungsmitteln eingenommen werden. Es gibt zahlreiche Kombinationspräparate, die Jod – zumeist in einer Menge von 150 μg – enthalten. Wenn

Sie täglich ein Kombinationspräparat mit einem Jodanteil > 100 µg zu sich nehmen, brauchen Sie keine zusätzliche Jodtablette einzunehmen.

Jodpräparate

Name	enthaltene Jodmenge (µg)	Hersteller
Jodbeta	100–200	betapharm
Jodetten	100, 150, 200	Sanofi Aventis
Jodetten depot Henning	2 mg	Sanofi Aventis
Jodgamma	200	Wörwag
Jodid 100 Hexal	100, 200	Hexal
Jodid	100, 200	Merck
Jodid 500	500	Merck
Jodid CT	100, 200	CT Arzneimittel
Jodid dura	100, 200	Merck dura
Jodid ratiopharm	100, 200	ratiopharm
Jodid Verla	100, 200	Verla
Kaliumjodid BC	200	Berlin-Chemie
Kalium jodatum 0,1 g	100 mg	Merck
Mono-Jod	100, 200, 500	ratiopharm
Thyreoprotect Henning	100 mg	Sanofi Aventis
Adelheid-Jodquelle, Tölzer	Gemisch aus verschiedenen Mineralstoffen inkl. Jod	Jodquellen

Ist Ihre Jodaufnahme normal?

Ob wir genügend Jod aufnehmen, kann sehr gut mit einem Urintest festgestellt werden. Bei ausreichender Jodversorgung sollte dabei ein Wert von 150 µg Jod/g Kreatinin im Urin vorliegen (Kreatinin ist ein Stoff, der ebenfalls von den Nieren ausgeschieden wird und oft als Bezugssubstanz für die Nierenausscheidung anderer Stoffe verwendet wird. Eine gesunde Niere scheidet täglich etwa 1 g Kreatinin aus). Je nach

Selbsthilfe

Jodgehalt im Urin kann der Arzt herausfinden, ob ein Jodmangel vorliegt. Dieser kann je nach Schweregrad in verschiedene Stadien eingeteilt werden (siehe Tabelle).

Die Jodausscheidung im Urin sollte mindestens 150 µg Jod/g Kreatinin betragen.

Die durchschnittliche Jodausscheidung im Urin (ein gutes Maß für die Jodaufnahme) betrug 1994 nur 60 µg. Im Jahr 2000 hatte sie sich auf 122 µg mehr als verdoppelt. Ein Wert von über 150 µg gilt als ausreichende Jodversorgung. Die Weltgesundheitsorganisation hat im Jahr 2003 Deutschland als »optimal« mit Jod versorgt eingestuft – nur für Schwangere und Stillende trifft das nicht zu, da sie das Jod für zwei Schilddrüsen bereitstellen müssen. In einer ganz aktuellen Untersuchung vom September 2007 (publiziert in der Ärztezeitung) wird dargestellt, dass Deutschland die Forderungen der WHO erfüllt hat.

Die Ausscheidung von Jod mit dem Urin ist ein guter Messwert für die Feststellung Ihrer Jodversorgung

Stadien	Jodausscheidung im Urin (Angaben in µg/g Kreatinin)
Kein Jodmangel	mehr als 150
Jodmangel 0–1	100–150
Jodmangel 1	50–100
Jodmangel 2	25–50
Jodmangel 3	kleiner als 25

Jodzusatz in Nahrungsmitteln und Tierfutter

Zusatzstoffe in Nahrungsmitteln sind immer wieder Gegenstand von Diskussionen, und eigentlich will sie keiner so recht in seinem Essen haben. Aber im Fall von Jod hat der industrielle Zusatz dieser Substanz zu unseren Lebensmitteln etwas Gutes. In naturbelassenen Lebensmitteln kommen nennenswerte Jodmengen hierzulande ausschließlich in

> **TIPP**
>
> **Jod in Pillenform**
>
> Experten raten zu einer zusätzlichen Jodeinnahme in Tablettenform bei Schwangerschaft und Stillzeit und prophylaktisch bei Kindern und Jugendlichen, wenn in der Familie bereits vergrößerte Schilddrüsen wegen Jodmangels aufgetreten sind.
>
> Trotzdem sollten Sie weiterhin etwa einmal die Woche Seefisch oder Meeresfrüchte auf dem Speiseplan stehen haben und Ihr Essen mit jodiertem Speisesalz würzen. Auch Milch und Milchprodukte, wie z. B. Käse, tragen wesentlich zu einer ausreichenden Jodversorgung bei.

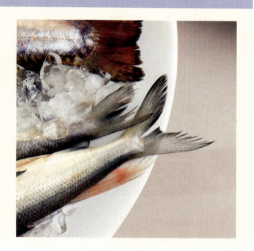

Meeresfrüchten und Fischen vor. Mittlerweile gelangt über die Tierfutterjodierung der größte Anteil von Jod in unseren Körper. Die europäische Behörde für Lebensmittelsicherheit hat mittlerweile die Obergrenze der Jodierung des Tierfutters für Hühner, Schweine und Kühe halbiert. Hauptsächlich über die Milch gelangt das Jod in den menschlichen Körper. Es wird geschätzt, dass eine durchschnittliche Menge von 100 µg Jod pro Liter Milch aufgenommen werden kann.

Mehr Jod in Schwangerschaft und Stillzeit

Während seines Wachstums benötigt ein Fetus bereits ausreichend Jod für den Aufbau seiner eigenen Schilddrüsenhormone, die er etwa ab der zehnten Schwangerschaftswoche bildet. Der tägliche Jodbedarf eines Fetus liegt bei 50 µg. Dieses Jod nimmt er aus dem Nabelschnurblut auf, es stammt also – wie alle von einem Fetus benötigten Substanzen – von seiner Mutter. Ein Jodmangel der Mutter während der Schwangerschaft

Selbsthilfe

> **TIPP**
>
> **Jod für das ungeborene Kind**
>
> Vom Arbeitskreis Jodmangel (AKJ) wird empfohlen, dass die Mutter ab der 10. Schwangerschaftswoche 100 µg Jod zusätzlich in Tablettenform zuführt. Dies gilt auch für die Stillzeit. Die Kinder erhalten das Jod dann über die Muttermilch. Wird das Baby nicht gestillt, besteht keine Notwendigkeit Jod in Tablettenform zuzuführen, da alle Nahrungsmittel für Kinder eine ausreichende Menge Jod enthalten.

hat auch zur Folge, dass das ungeborene Kind einen Jodmangel ausbildet und dass sich eine Vergrößerung der Schilddrüse bereits während der Schwangerschaft bilden kann. Zudem ist es möglich, dass sich eine bestehende Vergrößerung der Schilddrüse bei der Mutter weiter fortsetzt bzw. bei einer normalen Schilddrüsengröße ein Kropf entsteht (dies gilt auch für Knoten). In seltenen Fällen kann es bei extremem Jodmangel auch bei der Mutter zu einer leichten Unterfunktion während der Schwangerschaft kommen.

Was passiert bei zu viel Jod?

Bei normaler Ernährung ist es beinahe ausgeschlossen, dass wir zu viel Jod zu uns nehmen. Außerdem wird ein Übermaß an Jod über unsere Nieren ausgeschieden. Unser Körper verträgt nach Expertenschätzungen etwa 1000 µg (also 1 mg) Jod pro Tag. Und das wird man nur sehr selten überhaupt zu sich nehmen können.

Algenpräparate können sehr hohe Jodmengen enthalten.

Nur bei Algenpräparaten müssen Sie vorsichtig sein. Die Jodmengen in diesen Produkten schwanken sehr stark, und es gibt Nahrungsmittel mit bis zu 2000 µg Jod/g Trockengewicht. Daher sind in Deutschland auch Lebensmittel aus Algen mit einer Jodkonzentration über 20 mg/kg verboten. Diese Aussagen gelten jedoch nur für Personen mit einer normal arbeitenden Schilddrüse

Wann ist Vorsicht geboten?

Generell gilt, dass alle Personen jodiertes Speisesalz verwenden können. Bei bekannter Schilddrüsenüberfunktion und auch -unterfunktion auf dem Boden einer Hashimoto-Thyreoiditis wird jedoch von einer Einnahme von Jod in Form von Tabletten abgeraten, auch der Verzicht auf jodiertes Salz kann hilfreich sein. Gefahr besteht bei Patienten mit einer bis dahin nicht entdeckten Schilddrüsenüberfunktion: Diese kann sich bei höherer Jodaufnahme plötzlich bemerkbar machen.

Eine zu hohe Jodkonzentration im Blut kann zu verschiedenen Gesundheitsbeeinträchtigungen führen. Beispiele wären:
- Auslösung einer akuten Schilddrüsenüberfunktion bei Vorliegen einer bislang unentdeckten Überfunktionsneigung.
- Akute Blockade der Jodaufnahme durch die Schilddrüse.
- Hautreaktion und Akne bei entsprechend veranlagten Personen.
- Verschlechterung einer vorbestehenden Hashimoto-Thyreoiditis.

Unter bestimmten Bedingungen führen zu hohe Jodkonzentrationen im Blut zu Beeinträchtigungen der Gesundheit.

ZUSAMMENFASSUNG

Wie Sie sich ausreichend mit Jod versorgen

Jod ist der elementare Baustein der Schilddrüsenhormone. Täglich benötigen wir etwa 150–250 µg Jod. In vielen Gebieten Mitteleuropas herrscht jedoch Jodmangel – so auch in Deutschland. Über die Hälfte der Bundesbürger litt deshalb lange Zeit an einem Jodmangelkropf. Durch Zugabe von Jod zu Lebensmitteln und Tierfutter konnte diese Situation in den letzten 15 Jahren deutlich gebessert werden. In der Schwangerschaft und Stillzeit besteht jedoch weiterhin ein erhöhter Jodbedarf, sodass vom Arbeitskreis Jodmangel empfohlen wird, während der Schwangerschaft, ab der 10. Schwangerschaftswoche bis zum Ende der Stillzeit, 100 µg Jod zusätzlich in Tablettenform einzunehmen.

Selbsthilfe

Was Frauen wissen sollten

In den Lebensabschnitten einer Frau, die mit starken hormonellen Veränderungen einhergehen, wie Schwangerschaft, nach Entbindung, Wechseljahre, kann es nötig sein, die Therapie mit Schilddrüsenhormonen der veränderten Situation anzupassen. In diesen Lebensphasen der hormonellen Umstellung können auch Schilddrüsenkrankheiten häufiger neu auftreten. Auch Unfruchtbarkeit kann mit der Schilddrüse zusammenhängen.

Unerfüllter Kinderwunsch

▼ Schilddrüsenhormone beeinflussen die Fruchtbarkeit. Bei ungewollter Kinderlosigkeit heißt es daher: Schilddrüsenhormonwerte überprüfen.

Schilddrüsenhormone beeinflussen den Großteil unserer Körperfunktionen – kein Wunder also, dass sie auch bei der Fruchtbarkeit eine wichtige Rolle spielen. So haben Schilddrüsenhormone zum Beispiel einen Einfluss auf die Hormonproduktion der Eierstöcke (und auch der Hoden). Bei Frauen können durch Unter- und Überfunktion der Schilddrüse (häufiger jedoch durch Unterfunktion) unregelmäßige Monatsblutungen bis hin zum Ausbleiben der Regelblutungen auftreten. Häufig kommt es jedoch auch bei regelmäßiger Periode nicht zu der gewünschten Schwangerschaft, wenn bei der Frau eine unentdeckte Unterfunktion vorliegt, auch wenn sie nur ganz leicht ist. Zirka ein Drittel aller unerfüllten Kinderwünsche geht auf eine Unterfunktion zurück. Dabei reichen bereits kleine Abweichungen des TSH-Wertes aus. In unserer eigenen Praxis haben wir eine große Anzahl jüngerer Frauen mit Kinderwunsch, die eine leichte TSH-Erhöhung hatten. Nach Regulierung der Schilddrüsenfunktion wurden diese Frauen innerhalb kürzester Zeit schwanger.

Hegt man also den Wunsch nach einem Kind, dann empfiehlt es sich bei Ausbleiben einer Schwangerschaft, die Schilddrüsenfunktion in Augenschein zu nehmen. Dabei sollten sich immer beide Partner untersuchen lassen, da natürlich auch andere Gründe (vor allen Dingen beim Mann, bei dem eine Unterfunktion sehr viel seltener ist) vorliegen können.

Hormonelle Veränderungen in der Schwangerschaft

Auf die Bedeutung der ausreichenden Jodaufnahme während der Schwangerschaft wurde bereits hingewiesen (siehe S. 69). Die Experten des Arbeitskreises Jodmangel empfehlen, dass die Mutter ab der 10. Schwangerschaftswoche 100 µg Jod zusätzlich in Tablettenform zuführt. Auch Schwangere mit Hashimoto-Thyreoiditis sollten ab der 10.–12. Woche 100 µg Jod, zusätzlich zum Selen und Vitamin B12, einnehmen. Diese zusätzliche Jodzufuhr dient ausschließlich der kindlichen Schilddrüse (Arbeitskreis Jodmangel = AKJ, siehe Anhang).

Der gesamte »Grundumsatz« ist während einer Schwangerschaft erhöht – der Körper läuft auf Hochtouren. Ursache hierfür sind die Veränderungen der weiblichen Hormone – vor allem des Schwangerschaftshormons HCG und der Östrogene. Zu Beginn der Schwangerschaft, bis etwa zum dritten und vierten Schwangerschaftsmonat, kann es durch das Schwangerschaftshormon HCG zu einer leichten Überfunktion kommen. Das HCG wirkt ähnlich wie TSH und stimuliert die Schilddrüse zu einer gesteigerten Produktion von Hormonen.

Der »Grundumsatz« ist während einer Schwangerschaft erhöht.

Selbsthilfe

Überfunktion während der Schwangerschaft

Sowohl die Schwangerschaftshyperthyreose als auch die »echte« Hyperthyreose während der Schwangerschaft kann mit Medikamenten behandelt werden: Je nach Schweregrad und Symptomen wird zunächst ein pflanzliches Mittel eingesetzt (Thyreologes 2 x 1 Tablette). Von den chemischen Thyreostatika wird in der Regel das Präparat Propycil gewählt, es kann bis zu einer maximalen Dosierung von 200 mg gegeben werden. Dies gilt auch für die Stillzeit.

Bei einer Überfunktion während der Schwangerschaft wird zunächst ein pflanzliches Präparat in möglichst geringer Dosis eingesetzt.

Die Gabe von Thyreostatika in der Schwangerschaft und Stillzeit ist nicht kontraindiziert, doch ist laut Beipackzettel und Empfehlungen in der »Roten Liste« (offizielles Verzeichnis der zugelassenen Medikamente in Deutschland) die Dosis möglichst niedrig zu halten.

Höchstmengen an Thyreostatika während der Schwangerschaft und Stillzeit

Name	Wirkstoff	Dosis
Propycil	Propylthiouracil	bis 200 mg
Thyreologes	Wolfstrappkraut (Lycopus europaeus)	2 Tabletten

Kropf in der Schwangerschaft

Auch in der Schwangerschaft kann ein Kropf auftreten, und zwar gar nicht so selten:
- Während der Schwangerschaft wird mehr Bindungseiweiß gebildet, das die Schilddrüsenhormone im Blut abfängt, wodurch die Konzentration freier – und damit wirksamer – Schilddrüsenhormone sinkt, woraufhin die Produktion an TSH steigt (= Wachstumsreiz).
- Das heranwachsende Kind verursacht einen Mehrbedarf an Jod, wodurch die Jodkonzentration sinkt, was wiede-

rum zu einer Zellhyperplasie und Hypertrophie der mütterlichen Schilddrüse führt.
- Außerdem stimuliert das weibliche Hormon das Wachstum der Schilddrüsenzellen.

Früher, zur Zeit des Jodmangels, hatten viele Frauen (bis zu 60%) gegen Ende der Schwangerschaft eine Vergrößerung der Schilddrüse bzw. eine Zunahme einer vorbestehenden Vergrößerung und/oder Knoten. Mittlerweile hat sich die alimentäre Jodversorgung in Deutschland deutlich verbessert. Trotzdem wird bei einer Schwangerschaft, ab der 10. Woche, die Zufuhr von 100 µg Jodid empfohlen, auch bei Patientinnen mit Hashimoto-Thyreoiditis. Wenn trotz Zufuhr von 100 µg Jod eine Vergrößerung der Schilddrüse oder eines Knotens eintritt, empfiehlt sich die gleichzeitige Gabe von Schilddrüsenhormon.

Etwa 30 % aller Frauen entwickeln während der Schwangerschaft eine Vergrößerung, bei vielen kommt es zu einer weiteren Vergrößerung einer vorbestehenden Struma und auch zum Wachstum vorbestehender Knoten.

Schilddrüsenkrank nach der Geburt

Bis zu etwa zehn Prozent aller Frauen entwickeln nach der Geburt eine spezielle Form einer Autoimmunerkrankung, eine Erstmanifestation einer Hashimoto-Thyreoiditis, die sich »Post-Partum-Thyreoiditis« nennt (post partum bedeutet »nach der Geburt«). Zu Beginn dieser nachgeburtlichen Thyreoiditis liegt in etwa der Hälfte der Fälle eine Überfunktion vor (Zerfall von Schilddrüsengewebe, Freisetzung von bereits gebildetem und gespeichertem Hormon), zumeist über drei bis sechs Monate (manchmal auch bis zu neun Monate), später kann sich daraus bei etwa 50 % der Patienten eine Unterfunktion entwickeln. Die andere Hälfte der Betroffenen entwickelt direkt eine postpartale Unterfunktion.

▼ Die Anzeichen für eine Post-Partum-Thyreoiditis – wie Schlaflosigkeit und Nervosität – können leicht übersehen werden.

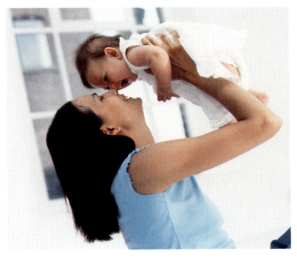

Selbsthilfe

Anzeichen der Post-Partum-Thyreoiditis sind:
- Schlaflosigkeit
- Schwitzen
- Haarausfall
- Gewichtsabnahme
- Nervosität und Gereiztheit
- Pulsbeschleunigung

Die Diagnose wird häufig verspätet gestellt, weil die Symptome auf »normale« Umstände bei der Betreuung des Neugeborenen zurückgeführt werden. Die Diagnostik entspricht der der Hashimoto-Thyreoiditis (siehe S. 49 ff.).

Hormonveränderungen in den Wechseljahren

▼ Die hormonellen Umstellungen während der Wechseljahre wirken sich auch auf die Schilddrüse aus.

In den Wechseljahren nimmt die Produktion des weiblichen Sexualhormons Östradiol ab. Dadurch kommt es auch zur Verringerung der Produktion hormonbindenden Eiweißes. Deshalb kann es bei manchen Frauen notwendig sein, eine Schilddrüsenhormonsubstitution wegen einer Unterfunktion der Schilddrüse zu reduzieren, da weniger bindendes Eiweiß vorhanden ist. Die Wirkung der Schilddrüsenhormone auf die Körperzellen verstärkt sich, dies betrifft auch eine bis dahin klinisch unbemerkte, beginnende Überfunktion, die sich in den Wechseljahren bemerkbar macht.

ZUSAMMENFASSUNG

Hormonelle Veränderungen bei Frauen

In verschiedenen Lebensabschnitten können sich bezüglich der Erkennung und der Therapie von Schilddrüsenerkrankungen Besonderheiten ergeben. So kann es beispielsweise während einer Schwangerschaft durch die Hormonumstellungen der Frau zu einer sogenannten Schwangerschafts-Hyperthyreose kommen – diese heilt meist ohne Behandlung aus.

Weiterhin ist der Bedarf an Jod in Schwangerschaft und Stillzeit erhöht. Wird kein Jod extra zugeführt, kann es zur Kropfbildung des Feten kommen.

Etwa zehn Prozent der jungen Mütter entwickeln nach der Geburt eine sogenannte »Post-partum-Thyreoiditis«, die Erstmanifestation einer Hashimoto-Thyreoiditis. Diese Überfunktion kann bis zu sechs Monaten, in Einzelfällen bis zu neun Monaten anhalten, bevor sie entweder in eine normale Funktion oder aber auch in etwa 50 % in eine Unterfunktion übergeht. Während der Schwangerschaft ist es notwendig, auch bei Patientinnen, die bereits eine Hashimoto-Thyreoiditis haben, Jod zuzuführen: Ab der 10.-12. Schwangerschaftswoche wird die Einnahme von 100 µg Jodid empfohlen.

Selbsthilfe

Schilddrüsenerkrankungen bei Kindern

Die Schilddrüsenhormonbildung beginnt beim Fetus im Mutterleib sehr früh, nämlich zwischen der 10. und 12. Schwangerschaftswoche. Auf die besondere Bedeutung der Jodversorgung der werdenden Mutter wurde bereits mehrfach hingewiesen.

Angeborene Unterfunktion bei Babys

- Bereits bei Neugeborenen kann eine Unterfunktion bestehen. Ursachen hierfür sind:
- Entwicklungsstörungen der Schilddrüse, wie etwa eine Schilddrüse an der falschen Stelle (zum Beispiel am Zungengrund), eine zu kleine oder fehlende Schilddrüse,
- Störungen der Hormonsynthese durch fehlerhafte Jodaufnahme oder Mangel an Thyreoglobulin oder
- die vorübergehende Unterfunktion durch die Zufuhr zu hoher Joddosen.

Neugeborenen-Screening

Durch das Neugeborenen-Screening kommt eine angeborene Hypothyreose in Deutschland praktisch nicht mehr vor.

Bei der angeborenen Unterfunktion ist das Hormon TSH im Blut des Neugeborenen extrem hoch. Wegen der fatalen Folgen einer nicht erkannten und behandelten, angeborenen Unterfunktion wurde Anfang der 1980er-Jahre in ganz Deutschland das Neugeborenen-Screening zwingend eingeführt. Zwischen dem dritten und fünften Lebenstag wird dem Neugeborenen Blut aus der Ferse entnommen und auf ein Filterpapier aufgetragen. Das ist für die Kleinen zwar alles andere als angenehm, aber mit diesem Blut kann in Fachlabors festgestellt werden, ob TSH erhöht und somit eine Unterfunktion der Schilddrüse vorhanden ist. Die TSH-Werte liegen dann deutlich über 15 mU/l Blut.

Die Behandlung der Neugeborenen-Unterfunktion erfolgt unmittelbar nach der Diagnosestellung. Dosierung: 10–15 µg Levothyroxin pro kg Körpergewicht und Tag. Gesamtdosis ca. 50 µg pro Tag. Die Kinder, die sofort mit Schilddrüsenhormon behandelt werden, haben keine nachteiligen Folgen, weder für die mentale noch für die körperliche Entwicklung. Ihnen wird somit das Schicksal der mit einer Unterfunktion aufgewachsenen Kinder früherer Generationen (verringertes Längenwachstum, mentale Retardierung) erspart.

Schilddrüsenunterfunktion bei Kindern

Bei Kindern und Jugendlichen ist die Schilddrüsenunterfunktion häufiger als vermutet. Gerade in der Pubertät ist der Bedarf an Schilddrüsenhormonen oft besonders hoch und ihr Mangel für die Entwicklung des Kindes äußerst schädlich. Die häufigste Ursache für die Hypothyreose ist – wie bei Erwachsenen – die Autoimmunkrankheit Hashimoto-Thyreoiditis.

Auch Kinder und Jugendliche können eine Struma entwickeln, jedoch ist dieser Befund heute sehr viel seltener als noch bis Mitte der 1990er-Jahre, da die Versorgung mit Jod über die Nahrung wesentlich verbessert wurde. Sollte dennoch ein Kropf auftreten, wird eine niedrig dosierte Schilddrüsenhormontherapie eingeleitet. Durch regelmäßige Ultraschallkontrollen im Abstand von sechs bis zwölf Monaten wird der Befund kontrolliert.

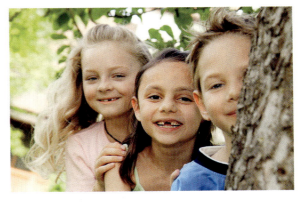

▲ Auch bei Kindern und Jugendlichen kann eine Unterfunktion durch eine Hashimoto-Thyreoiditis hervorgerufen werden.

Selbsthilfe

Zur Diagnostik werden, wie bei Erwachsenen auch, Ultraschall- und Laboruntersuchungen durchgeführt.

Anzeichen einer Unterfunktion

Folgende Anzeichen weisen bei Kindern oder Jugendlichen auf eine Schilddrüsenunterfunktion hin:

- Konzentrationsschwäche,
- Müdigkeit,
- Gewichtszunahme,
- Schlafstörungen,
- Symptome, die mit ADHS (Aufmerksamkeitsdefizit-/Hyperaktivitätsstörung) verwechselt werden können,
- Schulprobleme.

Bei einer Schilddrüsenunterfunktion wird mit Schilddrüsenhormonen (Levothyroxin) behandelt – die Dosierung richtet sich nach dem Alter, dem subjektiven Empfinden, der TSH-Konzentration und dem Körpergewicht.

Andere Schilddrüsenerkrankungen, wie Überfunktion oder bösartige Tumoren, können bei Kindern und Jugendlichen auch auftreten, sind aber äußerst selten.

> **ZUSAMMENFASSUNG**
>
> ### Schilddrüsenerkrankungen in jungen Jahren
>
> Die häufigste Schilddrüsenerkrankung von Neugeborenen ist eine Schilddrüsenunterfunktion. Die Diagnose erfolgt seit Beginn der 1980er-Jahre routinemäßig durch eine sogenannte Screening-Untersuchung (Fersenblut); ab einer Konzentration von 15 µU/l wird unverzüglich Schilddrüsenhormon zugeführt.
>
> Auch bei Kindern und Jugendlichen kommt nicht selten eine Unterfunktion vor, die wie bei Erwachsenen auf eine Autoimmunerkrankung (Hashimoto-Thyreoiditis) zurückzuführen ist.

Schilddrüsenerkrankungen im Alter

Schilddrüsenerkrankungen sind bei älteren Menschen häufig, denn diese sind mit Jodmangel aufgewachsen (eine deutliche Verbesserung der Jodversorgung besteht erst seit ca. Anfang bis Mitte der 1990er-Jahre) und haben zu einem relativ hohen Prozentsatz noch Kröpfe. Ein bestehender Kropf wird außerdem mit steigendem Alter meistens größer. Zusätzlich entsteht recht häufig mit zunehmendem Alter des Kropfes eine Autonomie, in diffuser oder knotiger Form. Auch kalte Knoten können auftreten und größer werden. Unter den kalten Knoten finden sich auch bösartige Tumoren.

Vielfach nimmt man Schilddrüsenfunktionsstörungen bei älteren Menschen gar nicht mehr als solche wahr. Die Symptome werden einfach dem Alter zugeschrieben, zumal sie sich oft auch sehr langsam entwickeln und die Betroffenen und ihre Angehörigen sich an die Einschränkungen bereits teilweise gewöhnt haben oder die Symptome für persönlichkeits- oder altersbedingt halten.

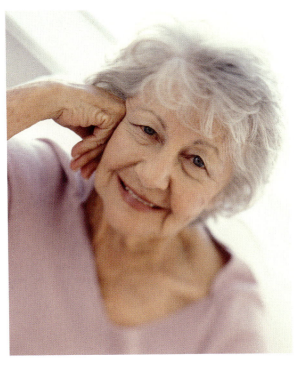

▲ Gerade bei älteren Menschen werden Schilddrüsenerkrankungen sehr häufig übersehen.

Selbsthilfe

Anzeichen einer Unterfunktion

Sollten Sie eines oder mehrere der genannten Symptome bei sich oder Ihrem Angehörigen bemerken, sollten Sie den Arzt um einen entsprechenden Test bitten.

Eine Unterfunktion ist die Erkrankung der Schilddrüse, die bei älteren Menschen am häufigsten übersehen wird. Typische Anzeichen sind:

- Vergesslichkeit,
- Müdigkeit und Abgeschlagenheit,
- Minderung der Leistungsfähigkeit,
- Auftreten von depressiven Verstimmungen,
- Konzentrationsschwäche,
- Kälteempfindlichkeit,
- Gewichtszunahme,
- kühle und trockene Haut und
- Verstopfung.

All die oben aufgeführten Symptome können auch Begleiterscheinung des »normalen« Alterungsprozesses sein. Daher wird häufig nicht daran gedacht, dass ebenfalls gleichzeitig eine Unterfunktion der Schilddrüse mit ursächlich sein könnte. Die Anzahl der nicht entdeckten Unterfunktionen ist hoch, z.B. zeigen Untersuchungen in amerikanischen Alters- und Pflegeheimen, dass bis zu 20% der in Heimen lebenden Bewohner eine manifeste Unterfunktion hatten.

Ein nicht unerheblicher Teil der an einer Unterfunktion leidenden älteren Menschen ist auf ärztliche Maßnahmen zurückzuführen (Operationen, Jodtherapie, thyreostatische Therapie), wenn die ärztliche Kontrolle nicht mehr gewährleistet ist, entweder aufgrund des Wohnortwechsels (Heimaufenthalt, Pflegeaufenthalt) oder wegen Wechsel des Hausarztes (Berufsaufgabe des »alten« Hausarztes).

Beim Auftreten eines oder mehrerer der gelisteten Symptome empfiehlt es sich, Ihren Arzt auf die Möglichkeit der Schilddrüsenunterfunktion hinzuweisen. Ein einfacher Labortest (TSH, fT_4, Autoantikörper) bringt Aufschluss über Ihre Schilddrüsenfunktion.

Die Behandlung erfolgt mit Levothyroxin: Man beginnt mit einer niedrigen Dosierung von 12,5 μg pro Tag. Die Dosis wird etwa alle vier Wochen um 12,5 μg erhöht. Die Höhe der Dosierung richtet sich immer nach Ihrem individuell vorliegenden Hormonbedarf.

Symptome einer Überfunktion

Auch die Schilddrüsenüberfunktion wird bei Älteren nur zu häufig übersehen. Die Symptome werden meist einer Herzerkrankung (Herzschwäche, Herzarrhythmien) zugeschrieben. Die Behandlung erfolgt dann mit Medikamenten, die die Herzfunktion beeinflussen, ohne als Ursache eine Schilddrüsenerkrankung in Betracht zu ziehen.

Bei älteren Menschen mit Herzbeschwerden sollte nicht nur das Herz, sondern auch die Schilddrüse untersucht werden, denn möglicherweise ist eine Überfunktion die Ursache.

Bei folgenden Krankheitszeichen sollte man an eine Überfunktion denken und den Arzt darauf ansprechen:
- unregelmäßiger Puls,
- Herzrasen oder -stolpern,
- Kurzatmigkeit,
- Wassereinlagerung in den Beinen,
- Gewichtsverlust,
- Schwäche,
- Appetitlosigkeit.

Die Therapie der Überfunktion besteht zunächst in einer thyreostatischen Therapie, bei Normalisierung der Schilddrüsenfunktion wird dann über eine definitive Therapie (Operation oder Radiojodtherapie) entschieden.

ZUSAMMENFASSUNG

Schilddrüsenerkrankungen im Alter

Bei älteren Menschen werden Schilddrüsenkrankheiten oft übersehen, da die auftretenden Symptome, wie Vergesslichkeit, Müdigkeit und depressive Verstimmungen, eher dem Alter als einer heilbaren Krankheit zugeschrieben werden. Dabei werden bei älteren Menschen sowohl Symptome einer Unterfunktion als auch einer Überfunktion häufig verkannt und damit die zugrunde liegende Ursache übersehen.

Selbsthilfe

Hilfreiche Alltagstipps

Im Folgenden erhalten Sie Antworten auf häufige Fragen, die im Zusammenhang mit einer Schilddrüsenerkrankung im Alltag auftauchen sowie Ratschläge, die Sie dabei unterstützen, mit Ihrer Schilddrüsenerkrankung besser klarzukommen.

Was muss man bei der Ernährung beachten?

Bei Patienten mit einer Autoimmunthyreoiditis vom Typ Hashimoto, einer Überfunktion (hervorgerufen durch eine Autonomie oder durch eine Autoimmunthyreopathie vom Typ Morbus Basedow) sollte Jod gemieden werden: Verzichten Sie auf jodiertes Speisesalz, auf Nahrungsergänzungsmittel mit Jodzusatz, und reduzieren den Genuss jodhaltiger Lebensmittel (Fisch, Sushi, Algenpräparate).

Bestimmte Patienten müssen darauf achten, dass ihre Ernährung nicht zu viel Jod enthält.

Rauchen

Rauchen hat einen Einfluss auf das Immunsystem. Es ist in Studien eindeutig belegt, dass es einen Risikofaktor für die Entwicklung einer Basedow-Überfunktion darstellt, ferner ist es ein Risikofaktor für das Entstehen einer endokrinen Orbitopathie (= Hervortreten der Augen, auch »Glotzaugen« genannt).

Bewegung und Sport

Bei einer Schilddrüsenüberfunktion – basierend auf einer Autonomie oder einer Morbus Basedow-Hyperthyreose – sollte Sie auf stärkere körperliche Beanspruchung verzichten und sich beim Sport nicht überlasten.

Entspannungsübungen

Bei einer Schilddrüsenüberfunktion sind Entspannungsmaßnahmen hilfreich. Probieren Sie aus, welche Methode Ihnen zusagt. Es gibt viele verschiedene Verfahren, die die Entspannung erleichtern und das Wohlbefinden erhöhen können z. B. Yoga, Muskelentspannungsübungen (z. B. Muskelentspannungstraining nach Jacobsen), muskelrelaxierende Behandlungen wie z. B. Osteopathie oder Rolfing.

Wie hängen Übergewicht und die Schilddrüsenfunktion zusammen?

Nach einer Untersuchung aus dem Jahre 2005 besteht ein signifikanter Zusammenhang zwischen einer verminderten Schilddrüsenhormonproduktion und dem Körpergewicht. Eine dänische Arbeitsgruppe hat den Zusammenhang zwischen dem TSH-Wert (Indikator für die Schilddrüsenfunktion) und dem Body-Mass-Index (BMI: Körpergewicht bezogen auf die Körperoberfläche) nachgewiesen. Je höher der TSH-Wert ist, desto höher ist auch der Body-Mass-Index. Zum Beispiel wiegen Personen mit einem TSH-Wert bei 4,5 mU/l im Durchschnitt 6 Kilogramm mehr als Personen mit einem TSH im unteren Normbereich, bei ca. 0,3 mU/l.

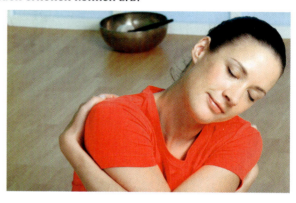

▲ Versuchen Sie Ihr Entspannungsprogramm in den täglichen Alltag einzubauen und nehmen sich ganz bewusst Zeit, um zur Ruhe zu kommen und abzuschalten.

Berentung – Schwerbehinderung

Patienten, die an Schilddrüsenkrebs erkrankt sind, werden mit einem Grad der Behinderung von 50 % eingestuft und haben damit Anrecht auf einen Schwerbehindertenausweis. Die Einstufung gilt zunächst für fünf Jahre. Bei anderen Schilddrüsenerkrankungen gilt eine individuelle, auf den Krankheitsverlauf bezogene Handhabung. Hierüber wird im Einzelfall vom Amtsarzt bzw. der Versicherung entschieden.

Service

Internetseiten und Buchtipps

Möchten Sie sich mit anderen Betroffenen im Web austauschen? Hierfür bietet unsere Praxis kostenlos eine Plattform an. Hier können sich Patienten, Betroffene und Angehörige sowie allgemein Interessierte austauschen. Unser Ärzteteam liest die Fragen und Antworten mit und gibt, sofern möglich, allgemeingültige Antworten. Auf spezielle Patientenfragen dürfen und können wir nicht eingehen.
www.schilddruesenforum.de

Arbeitskreis Jodmangel
1984 gegründeter Arbeitskreis, dessen Aufgabe darin besteht, »Bevölkerung, Ärzte und Mittlerkräfte aus dem Bereich Ernährungsberatung und des öffentlichen Gesundheitsdienstes über die Verbreitung, Folgen und Abhilfemöglichkeiten des Jodmangels in Deutschland zu informieren.«
www.Jodmangel.de

Die Schmetterlinge e. V.:
Der internationale Schilddrüsenbundesverband ist eine Selbsthilfeorganisation, die sich um schilddrüsenkranke Kinder und deren Eltern und/oder Angehörigen und um betroffene Erwachsene kümmert:
www.die-schmetterlinge.de

Österreichische Selbsthilfegruppen für Schilddrüsenkrebs:
www.selbsthilfegruppe.at

Naturheilkundliche Seite über Hashimoto-Thyreoiditis:
www.nirvanas-hashimoto.thyreopathie.de

Kompetenznetz Immunthyreopathien:
www.kit-online.org

Liste mit auf Schilddrüse spezialisierten Ärzten und Selbsthilfegruppen – bundesweit:
www.schilddruesenspezialisten.de

Internet-Diskussionsforen
Diskussionsforum zu Schilddrüsenkrankheiten:
www.das-wartezimmer.de

Hashimoto-Thyreoiditis und Morbus Basedow Forum:
www.ht-mb.de

Forum: Ohne Schilddrüse leben? Forum zu Schilddrüsenkrebs:
www.sd-krebs.de

Österreichisches Schilddrüsenforum:
www.schilddruesenforum.at

Forum der Schilddrüsenselbsthilfe – Forum zu allen Schilddrüsenkrankheiten:
www.schilddruesenselbsthilfe.de

Bücher zum Weiterlesen
Brakebusch, Leveke, Armin Heufelder: Leben mit Hashimoto-Thyreoiditis. Ein Ratgeber. W. Zuckschwerdt Verlag, Germering/München 2007.
ISBN: 3-88603-917-X

Brakebusch, Leveke, Armin Heufelder: Leben mit Morbus Basedow. Ein Ratgeber. W. Zuckschwerdt Verlag, Germering/München 2007.
ISBN: 3-88603-918-8

Glossar

Adrenalitis Autoimmunerkrankung der Nebennieren (Lat.: Ad = bei; Renes = Nieren).

AK Antikörper.

Akut Lat.: dringlich, brennend.

Albumin Wasserlöslicher Eiweißkörper. 50–60 % Anteil an den Eiweißstoffen im menschlichen Serum. Trägerstoff für Spurenelemente, Vitamine, Medikamente etc.

Amiodaron Medikament gegen Herzrhythmusstörungen (z. B. in Cordarex). Hoher Jodgehalt, daher kann die Einnahme des Medikaments bei bestimmten Schilddrüsenkrankheiten zu Problemen führen. Vor dem Einsatz von Amiodaron ist in jedem Fall eine Schilddrüsenuntersuchung notwendig.

Anamnese Griech.-Lat.: Erinnerung, hier: Krankheitsvorgeschichte.

Antikörper Eiweißstoff, der vom Immunsystem (= Abwehrsystem) hergestellt wird. Antikörper sind gegen Krankheitserreger (z. B. Viren) gerichtet oder gegen körperfremde Gewebe (z. B. Transplantate).

Auskultation Abhören eines Organs (z. B. Herz oder Lunge).

Autoantikörper Griech.: Autos: selbst. Vom Immunsystem hergestellter Eiweißstoff, der körpereigenes Gewebe angreift. Er kann zur Zerstörung des Gewebes (wie bei der Autoimmunthyreoiditis vom Typ Hashimoto) oder aber zur Stimulation von Zellen führen (= bei der Immunhyperthyreose vom Typ Morbus Basedow).

Autoimmunkrankheit Krankheit, bei der das körpereigene Gewebe von Autoantikörpern angegriffen wird und zerstört oder stimuliert werden kann.

Autonomie Griech.: Autonomia = selbständig, unabhängig. Schilddrüsenfehlfunktion, die unabhängig vom Steuerungshormon TSH ist. Häufigkeit nimmt mit zunehmendem Lebensalter zu.

Beta-Strahlen Strahlung, die durch den Zerfall radioaktiver Isotope entsteht, kurze Reichweite im Gewebe.

Biopsie Gewebeprobe aus einem Organ am lebenden Organismus durch ein Instrument (z. B. Kanüle mit Vakuumvorrichtung).

Calcitonin (Ct) Ein Hormon, das von den C-Zellen der Schilddrüse hergestellt wird. Es dient zur Regulation des Kalziumstoffwechsels im Körper. Calcitonin ist ein Tumormarker zur Entdeckung des C-Zell-Karzinoms (= medulläres Karzinom) und dessen Metastasen bzw. Rezidiven in der Nachsorge.

Carbimazol Ein Wirkstoff zur Behandlung der Schilddrüsenüberfunktion. Verschreibungspflichtig, verschiedene Hersteller.

Chronisch Dauerhaft, lang während.

Computertomographie, CT Spezielle Untersuchungstechnik mit Röntgenstrahlen, die Schnittbilder des Körpers erzeugt und eine hohe Auflösung besitzt.

Service

C-Zellen Zellen innerhalb der Schilddrüse, die Calcitonin produzieren, eigenständiges Zellsystem.

C-Zell-Karzinom Krebserkrankung innerhalb der Schilddrüse (auch medulläres Karzinom), die jedoch nicht von den Schilddrüsenzellen selbst, sondern von den C-Zellen, die sich zwischen den Schilddrüsenzellen befinden, ausgeht. Tumormarker: Calcitonin.

DHEA Abkürzung für: Dehydroepiandrosteron: In der Nebenniere (bei Frauen auch in den Eierstöcken) gebildetes Hormon, welches als Vorhormon sowohl in weibliches als auch männliches Sexualhormon umgewandelt werden kann.

Diffus Lat.: auseinanderfließen, ganzes Organ betreffend.

Disseminiert Lat.: disseminatio: Verbreitung, über das ganze Organ verbreitet (Gegensatz zu fokal = nur an einer bestimmten Stelle).

Echogenität Art der Reaktion von Gewebe (z. B. Schilddrüse) auf Ultraschallwellen: z. B. echoreich: vermehrte Reflektion der Schallwellen, echoarm: verminderte Reflexion der Schallwellen.

Endokrin Griech.-lat.: endo: innere, im Zusammenhang mit einer Drüse (z. B. Schilddrüse oder andere hormonbildende Drüse) stehend.

Endokrine Drüsen Hormonproduzierende Gewebe, geben ihr Produkt (Hormon) über das Blut an den Organismus (nach innen – endokrin) ab. Endokrine Drüsen sind: Schilddrüse, Nebenschilddrüse, Eierstöcke, Hoden, Nebenniere.

Endokrine Orbitopathie Lat.: Orbita: Augenhöhle. Vom Immunsystem ausgehende Antikörperanlagerung und dadurch entzündliche Veränderung von Augenanhangsgebilden. Entzündliche Reaktion der Augenmuskeln, der Lider und des Fettgewebes hinter den Augen. Hervortreten des Augapfels; kommt häufig zusammen mit Morbus Basedow vor

Enzym Griech.: Verbindung, die den Stoffwechsel steuert, Eiweißstruktur in Zellen, die Stoffwechselvorgänge beeinflusst und beschleunigt.

Epithelkörperchen Nebenschilddrüsen; produzieren Parathormon, welches den Kalziumstoffwechsel reguliert.

Farb-Doppler-Sonographie Spezielles Ultraschallverfahren (= Duplex-Sonographie), mit dem der Blutfluss in einem Organ (oder den Blutgefäßen) sichtbar gemacht werden kann.

Fertilität Lat: Fruchtbarkeit, Fähigkeit zur geschlechtlichen Vermehrung.

Fokal Bestimmte, umschriebene Stellen (= Fokus) betreffend.

Follikel Lat.: kleiner Ledersack, Speicher für Schilddrüsenhormone (Bläschen, das von Schilddrüsenzellen umgeben ist).

fT_3 Freie, nicht an Eiweiß gebundene Form des Hormons Trijodthyronin (lat. tri: drei) im Serum.

fT_4 Freie, nicht an Eiweiß gebundene Form des Hormons Thyroxin im Serum.

Gamma-Kamera Kamera, die in der Lage ist, radioaktive Strahlung aufzuzeichnen und diese zu einem Bild zusammenzusetzen. Diese Kamera wird z. B. bei der Szintigraphie der Schilddrüse eingesetzt.

Gen Griech.: Ginesthai: geboren werden, entstehen. Stelle innerhalb der sogenannten DNA (Desoxyribonucleic acid), auf der eine Erbanlage gespeichert ist.

Globusgefühl Lat.: Globulus: kugelförmig, Fremdkörpergefühl im Hals; entsteht z. B. bei einer Struma.

Halbwertszeit Zeit, in der eine radioaktive Substanz physikalisch zur Hälfte zerfallen ist; z. B. bei Tc-99-m: 6 Stunden, bei Jod-131: 8 Tage.

Hashimoto-Thyreoiditis Autoimmunerkrankung der Schilddrüse. Sie ist chronisch; in den meisten Fällen schrumpft das Organ im Laufe der Zeit. Die Folge der Hashimoto-Thyreoiditis ist häufig eine Unterfunktion der Schilddrüse, die durch entsprechende Hormonsubstitution ausgeglichen werden muss.

hCG Humanes Choriongonadotropin = Schwangerschaftshormon (griech.: Chorion: embryonale Hülle); kann zu Beginn der Schwangerschaft die Schilddrüse stimulieren (wie TSH) und zu einer leichten Überfunktion führen.

Heißer Knoten Unifokale Autonomie. Knotige Veränderung im Schilddrüsengewebe, bestehend aus autonomen Zellen, die mehr Jod aufnehmen als das umliegende, normal speichernde Gewebe, führt zur Überfunktion.

Hirnanhangdrüse Hypophyse. Zum Gehirn gehörende Drüse, die u. a. das Hormon TSH (= Thyreoidea stimulierendes Hormon = Schilddrüse stimulierendes Hormon) bildet, welches die Schilddrüse zur Herstellung und Ausschüttung der Schilddrüsenhormone anregt.

Homogen Gewebe oder Struktur mit gleichartigem Aufbau oder gleichartigen Funktionen; z. B. homogene Strahlung oder homogene Echostruktur.

Hormon Von einer Drüse produzierter Botenstoff.

Hyperplasie Griech.-Lat.: hyper: über das Maß hinaus, plasma: Gebilde, Größenzunahme durch Zellvermehrung (z. B. der Thyreozyten).

Hypertrophie Griech.: Trophe: das Gewebe betreffend, Größenzunahme durch Vergrößerung der Zellen bei gleichbleibender Zellzahl.

Hyperthyreose Überfunktion der Schilddrüse. Die Schilddrüse bildet zu viele Hormone. Folge der Überfunktion sind verschiedene Beschwerden (z. B. Herzrasen, Schweißausbrüche).

Hypophyse Griech.: Hypo: unter, unterhalb, Griech.: Physein: hervorbringen, Hirnanhangdrüse (siehe dort).

Hypothalamus Thalamus: Hauptteil des Zwischenhirns, in der sogenannte Freisetzungshormone (= Releasing Hormone) gebildet werden, u. a. das TRH (= Thyreotropin Releasing Hormone), welches das TSH in der Hypophyse freisetzt.

Hypothyreose Unterfunktion der Schilddrüse. Die Schilddrüse produziert zu wenige Hormone. Der Mangel dieser Hormone im Blutkreislauf führt zu Beschwerden (z. B. Haarausfall, Gewichtszunahme, Müdigkeit).

Idiopathisch Griech.: Idios = selbst; Pathos = Leiden; Bezeichnung für Erkrankung, die ohne erkennbare äußere Ursache entsteht.

Service

Immunzellen Zelluläre Bestandteile des Immunsystems.

Inspektion Betrachtung.

Inzidenz Anzahl der Neuerkrankungen an einer bestimmten Krankheit in einer Bevölkerungsgruppe in einem bestimmten Zeitraum.

Isotop Griech.: Isos topos = gleicher Platz. Radioaktives Element (instabil durch radioaktiven Zerfall); hat die gleichen chemischen Eigenschaften wie das stabile, nicht zerfallende Element. Zum Beispiel: I-127 = stabiles Jod, I-131 = radioaktives Jod, zerfällt mit einer Halbwertzeit von 8 Tagen.

Jod Griech.: iodnephos: violett – Spurenelement (chemisch: Jod-127). Baustein für Schilddrüsenhormone.

Jod-123, Jod-131 Isotope des Jod-127, die unter Aussendung radioaktiver Strahlen zerfallen. Sie werden in der nuklearmedizinischen Diagnostik und Therapie verwendet.

Jodination Jodanreicherung in der Schilddrüsenzelle, Einbau des Jods in organische Moleküle, enzymatisch gelenkt.

Kalter Knoten Knotige Veränderung in der Schilddrüse. Ein kalter Knoten ist funktionsgemindertes Schilddrüsengewebe, welches kein oder vermindert Jod aufnimmt. Hinter kalten Knoten können sich verbergen: Zysten, regressive Veränderungen, Schilddrüsenkrebs (selten: nur ca. 5 % der kalten Knoten sind bösartig).

Karzinom Griech.: Karkinos: Krebs.

Kernspintomographie oder MRT (Magnetresonanztomographie) Spezielle Untersuchungstechnik mittels eines Magnetfeldes, bei der Schnittbilder entstehen (keine Strahlenexposition!). Sehr hohe Auflösung.

Kolloid Zähflüssige Lösung im Inneren der Schilddrüsenfollikel. Darin werden die Hormone T_3 und T_4 gespeichert. Hergestellt wird das Kolloid von den Schilddrüsenzellen, die es auch umschließen.

Kretinismus Griech.-Lat.: Kretin: Dummkopf, Kleinwuchs und schwerste geistige Behinderung – verursacht durch eine von Geburt an bestehende Schilddrüsenunterfunktion bei extremem Jodmangel während der Schwangerschaft. Kommt in Europa nicht mehr vor.

Kropf Struma. Vergrößerung der Schilddrüse. Häufigste Ursache ist der Jodmangel. Zirka 30–40 % der erwachsenen Deutschen haben eine vergrößerte oder knotig veränderte Schilddrüse.

Kropfprophylaxe Verhinderung der Entstehung eines Kropfes durch Vorbeugung (ausreichende Jodversorgung).

Latent Verborgen, unsichtbar. Häufig gebraucht bei latenter Hyper- oder Hypothyreose (= Vorstadium einer Funktionsstörung).

Levothyroxin Schilddrüsenhormon mit vier Jodatomen, Seit Mitte der 1950er-Jahre kann es synthetisch hergestellt werden.

Trijodthyronin Schilddrüsenhormon mit drei Jodatomen, verschiedene Hersteller.

Lymphgefäße Transportwege für Gewebeflüssigkeit.

Lymphknoten Griech.-Lat.: Lymphe: helle Flüssigkeit, »Filterstationen« an Lymphabflusswegen (z. B. Achselhöhlen, Halsweichteile, Kieferwinkel, Leistenregion).

Maligne Lat.: malum: schlecht, bösartig.

Malignom Bösartiger Tumor.

Manifest Lat.: manifestus = offenbar.

Metastasen Griech.: Metastasis: Veränderung des Ortes, Tochtergeschwülste eines Krebses.

Minimalinvasive Operation Seit Anfang der 2000er-Jahre verfügbare Operationstechnik; der Eingriff erfolgt über einen kleinen Schnitt seitlich des Kehlkopfes; durch Verwendung eines Endoskops und kleiner Operationsinstrumente kommt es nur zu einer minimalen Traumatisierung (= Verletzung) des Gewebes; dies führt zu einer schnellen Wundheilung und zu einer kaum sichtbaren Narbe.

Morbus Krankheit. Häufig Beiname für bestimmte Krankheiten, z. B. Morbus Basedow, Morbus Addison.

Morbus Addison Nach einem englischen Arzt benannte Erkrankung der Nebenniere: Nebennierenrindenschwäche durch beidseitige Zerstörung oder Schädigung, bedingt durch verschiedene Erkrankungen, u. a. auch autoimmunbedingt; kombiniert mit der Hashimoto-Thyreoiditis = sogenanntes Schmidt-Syndrom.

Morbus Basedow Immunhyperthyreose, im englischen Sprachraum: Graves' disease. Krankheit, bei der Antikörper gegen den Rezeptor des TSH gerichtet sind, die wie TSH auch die Schilddrüse zu einer Mehrproduktion von Hormonen anregen. Die Folge ist eine Überfunktion.

MRT Magnet-Resonanz-Tomographie (siehe Kernspintomographie).

Multifokal An mehreren Stellen eines Organs auftretend.

Myasthenia Griech.: Myoon = Muskel und Asthenäs = schwach; Lat.: Gravis = schwer, Muskelschwäche.

Myxödem Schwellung, Griech.: myxos = Inneres und oideo = zur Schwellung führend. Bezeichnung für Wassereinlagerungen und Schwellungen (bei Unterfunktion, seltener Überfunktion), die von innen heraus – nicht durch äußere Einwirkungen – entstehen.

Nervus recurrens Stimmbandnerv, der hinter der Schilddrüse verläuft. Er ist daher bei einer Operation gefährdet.

Neuromonitoring Verfahren, mit dem während einer Schilddrüsenoperation der Stimmbandnerv identifiziert werden kann. Technik: Sonde und Monitor. Seit Einführung des Neuromonitorings ist die Rate der Stimmbandnervschädigung als Komplikation einer Schilddrüsenoperation dramatisch gesunken.

Orbitopathie, endokrine Erkrankung der inneren und äußeren Augengewebe (steht meist im Zusammenhang mit einer Basedow-Erkrankung).

Osteoporose Knochenentkalkung, Verlust von Knochenmasse.

Palpation Abtasten.

Palpitation Missempfindung oder Empfindung einer verstärkten und beschleunigten Herzaktion (= Herzklopfen).

Service

Parathormon Hormon, das von den Nebenschilddrüsen produzierte und sezerniert wird. Es reguliert den Kalziumstoffwechsel. Bei ausgedehnter operativer Entfernung der Schilddrüse, bei der auch die Nebenschilddrüsen mit entfernt werden müssen (z. B. wegen bösartigen Tumoren oder Morbus Basedow) kann es zu einem Mangel des Parathormons kommen. Die Therapie besteht dann in der meist lebenslangen Zufuhr von Kalzium und Vitamin D3.

Positronen-Emissions-Tomographie (PET) Nuklearmedizinisches Diagnoseverfahren. Es werden dazu sogenannte Positronenstrahler (z. B. radioaktiv markierter Zucker) injiziert; es können Teil- oder auch Ganzkörperscans durchgeführt werden. Durch die hohe räumliche Auflösung können kleinste Metastasen nachgewiesen werden. Die PET wird angewendet, wenn durch Anstieg des Tumormarkers Thyreoglobulin der Verdacht auf ein Neuauftreten eines Tumors oder eine Metastasierung besteht, aber keine Radiojodspeicherung mehr vorhanden ist.

Post partum Thyreoiditis Postpartal (Lat.: post = nach; partus = Geburt). Erstmanifestation einer Hashimoto-Thyreoiditis nach Entbindung.

Prävention Vorbeugung einer Krankheit oder eines Mangels.

Prophylaxe Vorbeugung.

Propycil Wirkstoff: Propylthiouracil. Chemisch definiertes Mittel zur Behandlung der Schilddrüsenüberfunktion. Wird besonders eingesetzt bei unerwünschten Nebenwirkungen von Thiamazol/Carbimazol (siehe dort) und in der Schwangerschaft und Stillzeit. Verschreibungspflichtig, verschiedene Hersteller.

Protein Eiweiß.

Punktion Mit einer Nadel durchgeführtes gezieltes »Einstechen« in bestimmte bösartigkeitsverdächtige Areale, z. B. Knoten. Das Ziel ist eine Entnahme von Zellen/Gewebestückchen für eine zytologische Untersuchung.

Radioaktivität Eigenschaft von Elementen (Isotope), unter Aussendung von Strahlung zu zerfallen.

Radiojod I-131. Isotop des Jods, wird zur Therapie gut- und bösartiger Schilddrüsenkrankheiten verwendet.

Radiojodtest Untersuchung, die vor einer Radiojodtherapie durchgeführt wird. Mit ihr wird festgestellt, welche Menge des radioaktiven Jods für die Therapie erforderlich ist.

Radiojodtherapie Behandlungsmethode zur Ausschaltung einer Überfunktion (z. B. bei Autonomie oder Morbus Basedow), zur Verkleinerung einer Struma. Die Radiojodtherapie wird standardmäßig – in höherer Dosierung – auch zur Nachbehandlung nach Operationen eines Schilddrüsenkrebses eingesetzt. Für die Radiojodtherapie wird radioaktives Jod (= I-131) eingesetzt.

Remission Lat.: remissio: nachlassen, Heilung/Rückgang einer Erkrankung (= Wiederherstellung des ursprünglichen Zustands).

Resektion Entfernung von Gewebe oder Teilen eines Organs oder eines ganzen Organs.

Rezeptor Lat.: recipere: jemand bei sich aufnehmen, Region an oder innerhalb einer Zelle, die als »Empfangsstelle« für Botenstoffe oder Eiweißkörper funktioniert (z. B. Hormonrezeptor, TSH-Rezeptor). Ein Rezeptor vermittelt die Wirkung von Hormonen in die Zelle hinein.

Rezidiv Lat.: recidere: zurückfallen, Wiederauftreten einer Erkrankung nach Heilung.

Schildknorpel Bestandteil des Kehlkopfs (größter Knorpel des Kehlkopfs, auch »Adamsapfel«), seitlich davon sitzt die Schilddrüse, die davon ihren Namen hat.

Schilddrüsenkarzinom Schilddrüsenkrebs.

Silent Thyreoiditis Engl.: silent: still, »Stumme« Thyreoiditis. Autoimmunbedingte akute Thyreoiditis, die häufig mit einer Überfunktion einhergeht.

Somatisch Griech.: somatikos = körperlich.

Sonogramm Lat.: sonare: widerhallen, bei einer Ultraschalluntersuchung erzeugtes Bild.

Sonographie Untersuchung mittels Ultraschall.

Spurenelement Element (wie Jod, Selen oder Fluor), welches für die Funktion bestimmter Enzyme wichtig ist und nur in sehr geringen Mengen (»Spuren«) benötigt wird, aber vom Körper nicht selbst hergestellt werden kann.

Struma Drüsenschwellung, Kropf.

Substitution Ersatz eines nicht mehr oder geringer produzierten, lebenswichtigen Hormons (z. B. Insulin, Schilddrüsenhormon, Kortison) durch Zufuhr des künstlich hergestellten Hormons von außen.

Suppression Lat.: Supressio: Unterdrückung. In der Schilddrüsendiagnostik ist damit die Unterdrückung des Steuerungshormons TSH durch eine zu hohe Schilddrüsenhormonkonzentration gemeint.

Symptom Anzeichen, Zeichen, Merkmale einer Erkrankung.

Szintigraphie Für die Szintigraphie der Schilddrüse wird die Substanz Technetium-99-m-Pertechnetat (Tc-99-m) verwendet. Tc-99-m ist eine kurzlebige radioaktive Substanz, die jodähnliche Eigenschaften aufweist und daher – ähnlich wie Jod – von den Schilddrüsenzellen aufgenommen wird. Die Szintigraphie repräsentiert die regionale Jodverteilung in der Schilddrüse.

TBG Thyroxin bindendes Globulin. Hauptträgereiweiß für Schilddrüsenhormone im Blut.

Tc-99-m Technetium-99m. Schwach radioaktive, kurzlebige Substanz, wird zur Szintigraphie der Schilddrüse verwendet.

Tg-Antikörper (Tg-AK) Antikörper, die vom Immunsystem gebildet werden und gegen das Eiweiß Thyreoglobulin (= Tg) gerichtet sind. Tg-Antikörper findet man häufig erhöht bei der Hashimoto-Thyreoiditis.

Thiamazol Wirkstoff zur Behandlung der Schilddrüsenüberfunktion. Verschreibungspflichtig, verschiedene Hersteller. Medikament der ersten Wahl bei Schilddrüsenüberfunktion.

T_3 Schilddrüsenhormon Trijodthyronin.

T_4 Schilddrüsenhormon Tetrajodthyronin (= Thyroxin).

Thyreoidea Glandula thyreoidea. Medizinische Bezeichnung für Schilddrüse.

Service

Thyreoglobulin Tg. Eiweiß, das in der Schilddrüse die Hormone T_3 und T_4 speichert. Wichtiger Tumormarker in der Nachsorge des Schilddrüsenkrebses.

Thyreoidektomie Entfernung der Schilddrüse.

Thyreoiditis Schilddrüsenentzündung.

Thyreoiditis de Quervain Akute/subakute Schilddrüsenentzündung, die mit starken Schmerzen im Bereich der vorderen Halsregion einhergeht. Meistens strahlen die Schmerzen in die Ohrregion aus. Die De-Quervain-Thyreoiditis wird durch Viren hervorgerufen.

Thyreostatika Schilddrüsenblocker. Medikamente, die die Schilddrüsenfunktion hemmen und die Produktion der Schilddrüsenhormone drosseln.

Thyreozyt Schilddrüsenzelle.

Thyroxin Siehe T_4.

TPO-Antikörper (TPO-AK) Autoantikörper, produziert vom Immunsystem, gerichtet gegen das Schilddrüsenenzym Thyreoidale Peroxidase. Die TPO-Antikörper findet man häufig erhöht bei der Hashimoto-Thyreoiditis und auch beim Morbus Basedow.

TRH Hormon, das vom Zwischenhirn hergestellt wird und die Ausschüttung des Hormons TSH stimuliert.

Trijodthyronin Siehe T_3.

TSH Thyreoideastimulierendes Hormon. Hormon, das von der Hirnanhangdrüse (= Hypophyse) hergestellt wird und die Schilddrüse zur Produktion von Hormonen stimuliert.

TSH-Rezeptor-Antikörper (TSH-R-AK) Autoantikörper; gerichtet gegen den Rezeptor für TSH; stimuliert – wie TSH – die Schilddrüsenzelle und führt so zur Überfunktion; erhöht bei Morbus Basedow.

Tumor Geschwulst (gut- oder bösartig).

Tumormarker Substanz, die im Blut gemessen werden kann, und die von einem bestimmten Tumor gebildet wird: Wichtige Tumormarker in der Schilddrüsendiagnostik sind Calcitonin und Thyreoglobulin. Mit Tumormarkern kann entweder ein Tumor frühzeitig nachgewiesen werden oder – wenn der Tumor operiert ist – ein Rezidiv (Wiederauftreten) oder Metastasen (= Fernabsiedlungen) erkannt werden.

Uptake Engl.: Aufnahme. Messwert für die Aufnahme einer radioaktiven Substanz in die Schilddrüse.

Vitiligo Lat.: Vitiligo = Hautausschlag, Flechte; hier: Weißfleckenkrankheit.

Wolfstrappkraut Botanische Bezeichnung: Lycopus europaeus. Pflanzliches Mittel (Pflanze wächst in ganz Europa, westlichem Asien und östlichem Nordamerika) zur Behandlung einer milden Überfunktion. Keine unerwünschten Wirkungen, apothekenpflichtig; verschiedene Hersteller.

Zyste Hohlraum in einem Organ; entsteht häufig durch Einblutung; kann mit der Sonographie leicht erkannt werden. Größere Zysten in der Schilddrüse können durch Punktion entleert werden.

Zytostatika Hemmstoffe der Zellteilung. Substanzen, die in der Behandlung bösartiger Tumoren eingesetzt werden.

Stichwortverzeichnis

A

Abgeschlagenheit 182
Acetylsalicylsäure (Aspirin) 154
Addison-Erkrankung 51
Albumin 19
Algenpräparate 170
Alopecia areata 51
Alter
– Schilddrüsenüberfunktion 183
– Schilddrüsenunterfunktion 182
Alterungsprozess 182
Amiodaron 144
Anämie, perniziöse 51
Anamnese 58
Angiographie 146
Antikörper 139
Armour Thyroid 115, 156
Arztbesuch, Vorbereitung 60
Aufmerksamkeitsdefizit-/Hyperaktivitätsstörung 180
Augenbeschwerden 59
Augen, Druckgefühl 59
Augenveränderungen 133
Autoantikörper 87
– Bestimmung 66
Autoimmunerkrankung 87, 139
Autoimmunthyreoiditis, Ernährung 184

B

Behandlung, antibiotische 153
Berentung 185
Bindehautentzündung 42
Blutdruck, niedriger 45
Body-Mass-Index 185

C

Calcitonin 17, 67, 159
Carbimazol 100, 134
Computertomographie 82
C-Zellen 17, 54
C-Zell-Karzinom 159

D

Diclofenac (Voltaren) 154
Doppelbilder 42, 59
Dopplersonographie 72

E

Engegefühl 33
Entspannungsübung 185

F

Fehlgeburt 45
Feinnadelpunktion 79, 125, 127, 159
Fresszellen 139
Fruchtbarkeit 172
fT3 19
– Grenzwerte 65
fT4 19
– Grenzwerte 65

G

Gamma-Kamera 75
Ganzkörperszintigraphie 78, 160
Gastritis 51
Gedächtnisschwäche 45
Gefühlsschwankungen 39
Gentest 67
Gewichtsabnahme 35
Gewichtsverlust 39
Gewichtszunahme 45
Globusgefühl 32, 124
Glukokortikoide 141, 154
Grundumsatz 22

H

Haarausfall 45
Hashimoto-Thyreoiditis 49
– Auslöser 91
– Autoantikörper bestimmen 66
– Diagnose 155
– Häufigkeit 51
– Jodzufuhr 52, 91
– Krankheitszeichen 51
– Schwangerschaft 173
– Selen 156
– Szintigramm 155
– Verlaufsformen 50
Heiserkeit 14, 33
Herzerkrankung 183
Herzrasen 23, 183
Herzschlag, schneller 39
Hirnanhangdrüse 25
Hormonersatztherapie 162
Hyperthyreose 34
Hypophyse 25, 36, 89
Hypothalamus 89
Hypothyreose 44, 149

I

Immundefekt 88
Immunhyperthyreose 34, 37
Immunsystem 37

195

Stichwortverzeichnis

– Funktion 88
Infekt, viraler 154
Inspektion, visuelle 59

J

Jod
– Bedarf, täglicher 166
– Behandlung 108
Jod-123 73
Jod-131 73, 78, 105
Jodaufnahme, hohe 147
Jodbelastung, hohe, Therapie, vorbeugende 146
Jodkonzentration 21
Jodmangel 31, 37, 86, 87, 166
– Schwangerschaft 170
Jodmangelkropf 29
Jodmangelstruma 37, 108, 119
Jodpräparate, Übersicht 167
Jodstoffwechsel 21
Jodversorgung, Urintest 167

K

Kälteempfindlichkeit 182
Kalziumhaushalt 15
Kalziumspiegel 17
Kehlkopf 13
Kernspintomographie 82
Kind
– Schilddrüsenunterfunktion 179
– Struma 179
Kinderwunsch, unerfüllter 172
Kloßgefühl 124, 128
Knochenschwund 66
Knoten 31, 71
– Feinnadelpunktion 79
– kalter 118
  – Untersuchung 126
– Kontrolluntersuchung 127

– Szintigraphie 125
– Therapie 126
Kombinationspräparate (Levothyroxin und Kaliumjodid) 109
– Übersicht 110
Kombinationspräparate (Levothyroxin und Trijodthyronin) 114, 150
Konzentrationsschwäche 180
Kortisontherapie 136
Krankheitserreger 88, 153
Krise, thyreotoxische 147
Kropf 28, 87, 166
– Auslöser 86
– Behandlung 109
– Radiojodtherapie 107
– Schwangerschaft 174
Kropfbildung, Ursachen 29
Kurzatmigkeit 35, 183

L

Leistungsfähigkeit, verminderte 45
Levothyroxin 109, 150, 156
– Einnahmehinweise 111, 114
Levothyroxintherapie, alleinige 110, 111
– TSH-Wert 112
Lithium 102
Luftnot 124
Luftröhre 13
Lycopus europaeus 101
Lymphknoten 55, 61, 120

M

Magenschleimhautentzündung 51
Marine-Lenhart-Syndrom 129
Merseburger Trias 40

Metastasen 55, 61, 78, 107
Monatsblutung, Störungen 45
Morbus Basedow 34, 37, 132
– Abgrenzung gegen eine Schilddrüsenautonomie 134
– Augenveränderungen 40
– Auslöser 90
– Autoantikörper bestimmen 66
– Behandlung 134
– Diagnose 132, 133
– Kontrolluntersuchungen 137
– Krankheitszeichen 39
– Operation 118, 135
– Radiojodtherapie 107, 135
– Szintigramm 133
Mutation, somatische 86
Muttermilch 104
Myxödem, prätibiales 41

N

Nahrungsmittel, Jodzusatz 168
Nebenschilddrüsen 15, 117
Neoplasie, multiple endokrine (MEN-2) 68
Neugeborenen-Screening 178
Neuromonitoring 15, 117

O

Operation 116, 120, 130, 135
– Risiken 117
Operationsnarben, Empfehlungen 116
Operationstechnik, minimalinvasive 116
Orbitopathie, endokrine 41, 42, 136

Stichwortverzeichnis

- Augensymptome lindern 142
- Behandlung 141
- Diagnose 140
- Ursache 90

Osteoporose 66
Östradiol 176
Östrogen 173

P

Palpation 60
Parathormon 15
Perchlorat 104, 146, 147
Positronenemissionstomographie 82, 161
Post-Partum-Thyreoiditis 175
Propycil 174
Propylthiouracil 101, 134
Puls 61, 183

R

Radiojod 78
Radiojodtest 78
Radiojodtherapie 78, 96, 105, 120, 131, 135, 160
- Nachsorgeuntersuchung 131
- Schwangerschaft 107
- Umstände, ungünstige 108

Rauchen 184
Reizbarkeit 39
rh-TSH 162
Röntgenbild 81
Röntgenuntersuchung 125

S

Schilddrüse
- Aufbau 15
- Funktion 17
- Gewicht 13
- Lage 12
- Operation 15
- Steuerung 25
- Uptake 74
- Wanderung, Embryonalentwicklung 13

Schilddrüsenanlage 93
Schilddrüsenautonomie 34, 36
- Abgrenzung gegen Morbus Basedow 134
- Auslöser 86
- Radiojodtherapie 107
- Therapie, thyreostatische 130

Schilddrüsenblocker 92
- pflanzliche 101
- Übersicht 101

Schilddrüsenentzündung 48
- Ursachen 92

Schilddrüsenerkrankung
- Alter 181
- Untersuchung 58

Schilddrüsenfollikel 16
Schilddrüsenhormone 16, 17
- Behandlung 100
- Behandlungspflichtige 152
- bestimmen 65
- Bildung 18
- Einnahmehinweise 111
- natürliche 114
- Regelkreis 26
- Übersicht 110
- Wirkung 22
  - Fettstoffwechsel 24
  - Knochen- und Muskelaufbau 24
  - Kohlenhydratstoffwechsel 24
  - Nervenfunktion 24

Schilddrüsenhormonsubstitution 176
Schilddrüsenkarzinom
- Behandlung 160
- familiäres medulläres (FMTC) 68
- Häufigkeit 54

Schilddrüsenkrebs
- C-Zell-Karzinom 94
- Reaktorunfall, Tschernobyl 94

Schilddrüsenperoxidase (TPO) 18, 89, 100
Schilddrüsenrezeptor 25
Schilddrüsentumor, bösartiger 54, 55, 159
- Nachsorge 162
- Operation 120

Schilddrüsentumormarker 67
Schilddrüsenüberfunktion 34, 39
- Amiodaron 145
- artifizielle 95
- Behandlung 100
- Jod 144
- Röntgenkontrastmittel, jodhaltiges 95
- Schwangerschaft 104
- Ursachen 34

Schilddrüsenunterfunktion 44
- angeborene 93
- Auslöser 46
- Behandlung 113, 150
- durch ärztliche Maßnahmen 92
- Kind 179
- Krankheitszeichen 44
- Labordiagnostik 149
- Neugeborene 178

Schilddrüsenvergrößerung 59
- Diagnose 124
- WHO Einteilung 124

Schilddrüsenzellen 15, 17, 54

Stichwortverzeichnis

- autonome 36, 87
- Hyperplasie 30, 86
- Hypertrophie 30, 86
- Jodaufnahme 73

Schildknorpel 13
Schlafstörungen 39
Schluckbeschwerden 124
Schulprobleme 180
Schwäche 183
Schwangerschaft 173
- Jodbedarf 169
- Kropf 174
- Schilddrüsenüberfunktion 104
- Thyreostatika 174

Schwangerschaftshormon (HCG) 173
Schwangerschaftshyperthyreose 174
Schwerbehinderung 185
Schwitzen 39
Sehfähigkeit, beeinträchtigte 42
Selbst-Check
- Orbitopathie, endokrine 43
- Schilddrüsenüberfunktion 35
- Schilddrüsenunterfunktion 47
- Schilddrüsenvergrößerung 33

Selen 156
Selengehalt, Nahrungsmittel 157
Silent-Thyreoiditis 52, 157
Sonographie 68
- Volumen der Schilddrüse 71

Speisesalz, jodiertes 30, 169, 170
Sport 184
Stimmbandnerv 14, 117

Stimmungsschwankungen 35
Struma
- Beschwerden 32
- Häufigkeit 31
- Kind 179
- Sonographie 124
- Therapie 125

Substitutionstherapie 150
Suppressions-Szintigraphie 78
Suppressorzellen 38
Szintigramm
- beurteilen 75
- Hashimoto-Thyreoiditis 155
- Knoten 77
  - heißer, vor und nach Radiojodtherapie 106
  - kalter 126
- Morbus Basedow 133
- Schilddrüse, gesunde 77

Szintigraphie 72
- Ablauf der Untersuchung 75
- Indikation, rechtfertigende 75
- Strahlenbelastung 73

T

T3 18
T3-Blutwert 26
T3-Rezeptor 20
T4 18
Tc-99-m-Uptake, Übersicht 76
Technetium-99m 72
Tetrajodthyronin (T4) 21
Thiamazol 100, 134
Thyreoglobulin 15, 17, 18, 67, 89, 161, 162
Thyreoglobulinkonzentration 160

Thyreoidale Peroxidase (TPO) 89
Thyreoiditis 48
- akute 153
- subakute 154

Thyreoiditis de Quervain 49, 154
- Ursachen 92

Thyreostatika 100, 135, 136
- Jod 102
- Nebenwirkungen 103
- Übersicht 101

Thyreostatikatherapie 129
Thyreotropin 25
Thyreotropin-Releasing-Hormon (TRH) 25
Thyreozyten 15, 30, 54
Thyrogen 161
Thyrogen-Injektion 161
Thyrotropin alfa 161
Thyroxin-bindendes-Globulin (TBG) 19
Tierfutter, jodiertes 29, 91, 169
Transporteiweiße 19
Transthyretin (TTR) 19
Trijodthyronin (T3) 21, 114
Trommelschlegelfinger 41
TSH 25, 26
TSH-Produktion 36
TSH-Rezeptor 37, 39
TSH-Rezeptor-Antikörper 89, 90, 132
TSH-Rezeptor-Autoantikörper (TSH-R-AK) 38
TSH-Wert 63
- Grenzwerte 64
- Obergrenze, umstrittene 151

Tumormarker 159, 160, 162
Tyrosin 18
T-Zellen 139

U

Übergewicht 185
Ultraschalluntersuchung 68
– Befunde 72
Untersuchung, körperliche
  59, 62

V

Vergesslichkeit 182

Verstimmung, depressive
  45, 182
Verstopfung 45, 182
Vitamin-D-Präparat 15
Vitiligo 51, 139

W

Wechseljahre 176
Weißfleckenkrankheit 139
Wolfstrappkraut 101

Y

Yoga 185

Z

Zittern 35
Zungengrund 14
Zyste 71
– Feinnadelpunktion 79
– Therapie 128
– Ursache 95

Liebe Leserin, lieber Leser,
hat Ihnen dieses Buch weitergeholfen? Für Anregungen, Kritik, aber auch für Lob sind wir offen. So können wir in Zukunft noch besser auf Ihre Wünsche eingehen. Schreiben Sie uns, denn Ihre Meinung zählt!

Ihr Trias Verlag

E-Mail Leserservice:
heike.schmid@medizinverlage.de

Adresse:
Lektorat Trias Verlag, Postfach 30 05 04,
70445 Stuttgart, Fax: 0711-8931-748

Programmplanung: Uta Spieldiener
Redaktion: Anne Bleick
Bildredaktion: Christoph Frick

Umschlaggestaltung und Layout:
Cyclus · Visuelle Kommunikation, Stuttgart

Zeichnungen: Christine Lackner, Ittlingen

Bildnachweis:
Umschlagfoto: Dominique Loenicker
Fotos im Innenteil: Dynamic Graphics: S. 111; Fancy.veer/Jupiter Images: S. 169, 176; Dr. med. B. Hemmerlein: S. 80 unten; Professor Hotze: S. 61, 68, 73, 74, 77, 80 oben, 106, 126, 133, 155; Image State: S. 175; It stock free/jupiter images: S. 104; Dominique Loenicker: S. 3; MEV: S. 142, 172, 179; Photo Alto: S. 50, 88, 120; hoto Disc: S. 58, 110, 149; Pixland: S. 4, 5, 6, 7, 10/11, 14, 38, 41, 45, 56/57, 84/85, 87, 98/99, 122/123, 164/165, 181; Shotshop: S. 21, 166; Fridhelm Volk: S. 28, 185
Die abgebildeten Personen haben in keiner Weise etwas mit der Krankheit zu tun.

1. Auflage

© 2008 TRIAS Verlag in MVS
Medizinverlage Stuttgart GmbH & Co. KG
Oswald-Hesse-Straße 50, 70469 Stuttgart

Printed in Germany

Satz: Fotosatz Buck, 84036 Kumhausen
gesetzt in: InDesign CS3
Druck: Westermann Druck Zwickau GmbH,
08058 Zwickau

Gedruckt auf chlorfrei gebleichtem Papier

ISBN 978-3-8304-3427-6   1 2 3 4 5 6

Bibliografische Information
der Deutschen Nationalbibliothek
Die Deutsche Nationalbibliothek verzeichnet diese Publikation in der Deutschen Nationalbibliografie; detaillierte bibliografische Daten sind im Internet über http://dnb.d-nb.de abrufbar.

Wichtiger Hinweis:
Wie jede Wissenschaft ist die Medizin ständigen Entwicklungen unterworfen. Forschung und klinische Erfahrung erweitern unsere Erkenntnisse, insbesondere was Behandlung und medikamentöse Therapie anbelangt. Soweit in diesem Werk eine Dosierung oder eine Applikation erwähnt wird, darf der Leser zwar darauf vertrauen, dass Autoren und Verlag große Sorgfalt darauf verwandt haben, dass diese Angabe **dem Wissensstand bei Fertigstellung des Werkes** entspricht.
Für Angaben über Dosierungsanweisungen und Applikationsformen kann vom Verlag jedoch keine Gewähr übernommen werden. **Jeder Benutzer ist angehalten,** durch sorgfältige Prüfung der Beipackzettel der verwendeten Präparate und gegebenenfalls nach Konsultation eines Spezialisten festzustellen, ob die dort gegebene Empfehlung für Dosierungen oder die Beachtung von Kontraindikationen gegenüber der Angabe in diesem Buch abweicht. Eine solche Prüfung ist besonders wichtig bei selten verwendeten Präparaten oder solchen, die neu auf den Markt gebracht worden sind. **Jede Dosierung oder Applikation erfolgt auf eigene Gefahr des Benutzers.** Autoren und Verlag appellieren an jeden Benutzer, ihnen etwa auffallende Ungenauigkeiten mitzuteilen.

Die Ratschläge und Empfehlungen dieses Buches wurden vom Autor und Verlag nach bestem Wissen und Gewissen erarbeitet und sorgfältig geprüft. Dennoch kann eine Garantie nicht übernommen werden. Eine Haftung des Autors, des Verlages oder seiner Beauftragten für Personen-, Sach- oder Vermögensschäden ist ausgeschlossen.
Geschützte Warennamen (Warenzeichen) werden nicht besonders kenntlich gemacht. Aus dem Fehlen eines solchen Hinweises kann also nicht geschlossen werden, dass es sich um einen freien Warennamen handelt.

Das Werk, einschließlich aller seiner Teile, ist urheberrechtlich geschützt. Jede Verwertung außerhalb der engen Grenzen des Urheberrechtsgesetzes ist ohne Zustimmung des Verlages unzulässig und strafbar. Das gilt insbesondere für Vervielfältigungen, Übersetzungen, Mikroverfilmungen und die Einspeicherung und Verarbeitung in elektronischen Systemen.